発達障害はなぜ誤診されるのか

岩波明

新潮選書

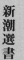

まえがき

私は現在、昭和大学附属烏山《からすやま》病院と昭和大学病院附属東病院の2カ所の大学病院で診療を行っている。

烏山病院は東京都世田谷区の千歳烏山にあり、元々は単科の精神科病院だったが、最近は10年以上にわたって成人期の発達障害の治療に力を入れている。昭和大学東病院は、品川区旗の台の本院（昭和大学病院）と近い距離にある小規模の病院で、精神科は外来のみで運営している。

かつて発達障害については、児童、思春期の疾患として一般には理解されていたし、医療関係者も同様にみなしていた。今世紀に入るころから成人における発達障害が注目を集めるようになり、医療においても扱う対象が変わってきている。

実は、「発達障害」という用語は本来、医学用語ではない。そもそも行政的な文書などで使用されてきたものが、その後、一般に用いられるようになった経緯がある。正式な病名は、「神経発達障害」である。

1985年から、私は精神科の研修医として東京大学医学部附属病院に勤務をしていたが、当時の東大病院には小児部（デイケア）という部門があった。そこでは、自閉症の専門家である太田昌孝先生を中心にして、小児の自閉症、特に知的障害を伴う重症例に関する治療教育がさかんに行われていた。今から思えば信じられない話だが、当時においては、自閉症の原因は親の養育であるという研究者も存在していたし、自閉症には知的障害はないという主張もみられていた。

そうした中で、多数の自閉症圏疾患（自閉症とその関連疾患）を中心とした発達障害の患者さんが小児部を受診していたが、そのほとんどが就学前か小学校低学年の小児だった。彼らのマネージや養育には、たいへんな工夫と根気が必要であることを身をもって実感したことを記憶している。このように、研修医時代に典型的な自閉症の患者さんに接する機会が得られたことは、現在も非常に役立っている。

ここで一点、強調しておきたいことがある。以前に児童精神科を受診していた患者さんと、現在、烏山病院をはじめとする一般の精神科を受診している発達障害の当事者の人は、一部で重なりはあるが、その大部分は異なった患者層に属していることだ。

診断がASD（自閉症スペクトラム障害）であっても、ADHD（注意欠如多動性障害）でも、精神科に通院している発達障害の成人の多くの知能は正常かそれ以上で、一定の社会生活を送っている人が多い。同じ発達障害といっても、小児期のケースとは、その背景がかなり異なることを認識しておくことは重要だ。

私はこれまで発達障害をテーマにして、『発達障害』（文春新書）など何冊か著作を執筆してきた。本書で述べるテーマはこれまでの臨床の集大成とでも言うべき内容になるが、特に診断の問題に焦点を当てている。「どうして発達障害には誤診が多いのか」というのが、そのテーマだ。

病院で発達障害の診療をしていて日々感じることは、発達障害の診断には誤診が多いということである。これにはさまざまなケースがある。

まず、精神科医自身が発達障害に関する知識が十分ではなく、そもそもそういった診断を思いつかないというケースは少なくない。こうしたことは、開業している医師の場合もあれば、大学病院の医師においても起きている。

実際、これまでの医学教育においては、発達障害、特に成人期の発達障害についてきちんと論じられることがまれであったため、知識不足についてはやむを得ない面もあることは事実だ。これは精神科医に限ったことではないのだが、医療情報をなかなかアップデートできない医師は珍しくない。

別のケースとしては、発達障害はうつ病や不安障害など他の精神疾患を併存しやすいため、そちらの症状に目がいってしまい、ベースに存在する発達障害を見逃してしまうことも珍しくない。臨床の現場では長年うつ病として治療されていたケースでも、実は主な診断はＡＤＨＤだった、などという例をよくみかける。

さらに、発達障害の専門医と言われる医師においても、誤診や見逃しは少なからずみられている。この点は大きな問題だが、この場合、事情はやや複雑になる。

前述したように、日本の児童精神科の領域では、自閉症と知的障害が主要な疾患として扱われてきた。また成人においては、アスペルガー症候群という自閉症圏の疾患が世の中の注目を集めてきた。

その結果、どういう事態が生じたかというと、自閉症、アスペルガー症候群への診断のバイアス（偏り）が際立ったものとなったのである。成人期の発達障害においては、「対人関係の障害」が重要な症状として強調される傾向があるが、対人関係の障害がみられると、それだけでアスペルガー症候群などのＡＳＤと診断される傾向が顕著で、このバイアスは現在も持続している。このあたりは第2章で述べていこうと思う。

本書では、発達障害として、ＡＳＤとＡＤＨＤを主に扱っているが、この両者とも、さまざまな精神疾患の併存が多いことが知られている。併存する精神疾患としては、気分障害（うつ病、躁うつ病）、不安障害、依存症などが主なものだが、統合失調症や摂食障害が併存するケースも知られている。併存する精神疾患の比率は研究によってさまざまだが、具体的な症例については各章で述べていこう。

このように、併存する精神疾患が前景となって発達障害が認識されないため、誤診につながることも少なくない。長期間、他の疾患としての扱いを受けた後に、ようやく発達障害が明らかになることも珍しくないのである。

ここまで、発達障害に関して臨床的な誤診の多さについて述べてきた。その原因としては、診療する医師の知識不足、経験不足や、ＡＳＤに対する診断の偏り、併存症の多さなどを指摘した。これらの問題は主として医学的な課題であり、今後の医学教育や、発達障害に関する研究が進展すれば、時間はかかっても改善していくことが可能であると考えられる。

実はこうした医学上の問題以外に、発達障害の正しい理解にあたっては、あまり表面には出てきていないが、より重要な障壁が存在する。それは、発達障害の「心因論」だ。これは、親の養育など生育時の心理的、環境的な要因などによって疾患が発症する、という考え方である。

最近では表立って主張されることはまれだが、前述したように、かつて、ＡＳＤの主要な疾患である自閉症の原因は親の養育にあると固く信じられていた。つまり、親の愛情の乏しい冷たい養育の仕方によって、子供が自閉症になると主張されていたのだ。こうした主張が行われていたのは、実はそれほど前のことではない。１９９０年代においても、同様の主張を声高に唱える人が存在していた。

しかし、現在この「学説」は、明確に否定されている。自閉症を含むＡＳＤはすべて生まれながらの疾患、特性であり、養育の仕方によって生じるものではないことが明らかになっている。

もちろん、発達障害の特性があろうとなかろうと、愛情を持って子供を育てることは重要なことで、子供の人生観や性格にも影響を与えるのは確かだろう。ＡＳＤの子供が親によって不適切な扱いを受ければ、元々存在する症状に加えて、精神面の不安定さがより強くなる可能性はある。しかしながら、養育の仕方は、発達障害の発生そのものとは無関係なのである。

実はＡＤＨＤについても、ＡＳＤの場合と似たような主張がなされていることが危惧される。発達障害の専門家を名乗っている人が、ＡＤＨＤの症状は虐待などの不適切な養育の結果生じるものだなどと主張している。

これも危険な心因論である。ＡＤＨＤをはじめとした発達障害の子供は、さまざまな問題行動を起こすことが多く、親の苦労も絶えない。そのため、暴力行為やネグレクトなどの虐待に走る親がいることは確かだ。

さらに持続的に虐待を受ければ、「被虐待児症候群」と呼ばれる、精神的、身体的な症状を呈することもまれではない。この症候群においては、過度のなれなれしい対人関係や、周囲への過剰な適応、感情面での不安定さなどを生じ、ＡＤＨＤと表面上似た症状を示すケースもみられている。

だが、あらためて誤解しないでいただきたい点は、ＡＳＤと同様にＡＤＨＤも生まれながらの特性であり、虐待などによって生じるものではないということだ。養育環境のためにＡＤＨＤの症状が重症化する可能性はあるだろうが、養育環境によってＡＤＨＤが生じることはありえない。そもそも生下時《せいかじ》から存在しない障害は、言葉の定義からしても、発達障害ではないのである。

このような心因論を唱える論者の大部分は、ジクムント・フロイトの創設した精神分析とその亜流の学派の信奉者である。

フロイトが精神医学のみならず、人文科学全般にたいへんな貢献をしたのは確かなことだ。ただ、フロイトの後継者の思考方法には、基本的な誤りが存在していて、それはいまだに多くの人たちに誤った知識を与え、時には人生を狂わせてしまっている。たとえばフロイト理論によれば、不安神経症（不安障害）などの神経症の疾患は、生育期における心理的な外傷（トラウマ）体験が原因であると主張されていたが、現在は完全に否定されている。

フロイト自身は自分の学説を比較的慎重に用いていた。ただ、確信犯なのかもしれないが、現代のフロイトのエピゴーネンたちは無制限に流用している傾向がみられる。このため、前述したように、生まれながらの疾患である発達障害が心因論的に解釈されるという学説が主張され、それを多くの人たちが信奉してしまう事態が生じたのである。

科学的な研究は、このようなフロイト流の心因論を繰り返し論破し否定してきた。フロイトの考案した精神分析療法という治療法でさえ、実は有効性は証明されていない。それにもかかわらず、心因論は繰り返し復活し、時には新しい学説のように述べられることがまれではないため、常に注意を払う必要があると考えている。

本書においては、多くの当事者の実例を紹介しているが、プライバシー保護のために、固有名詞などは改変してあること、ケースによっては複数の事例を組み合わせて提示している場合があることを前もってお断りしておく。

発達障害はなぜ誤診されるのか　目次

発達障害はなぜ誤診されるのか

第1章　発達障害かもしれない

発達障害とは何か？

発達障害とは、出生以前の原因による、何らかの脳の機能の偏りに基づいた生まれつきの障害の総称で、多様な疾患を含んでいる。その特性は生涯にわたって持続されるものであり、思春期以降になって、それまで存在していなかった発達障害が新たに発症することはない。

ネットの記事などでよく用いられる「大人の発達障害」、あるいは「成人期の発達障害」という言い方は、誤解を招きやすい。まるで、発達障害が成人になって発症するような印象を与えてしまうが、それは誤りである。

発達障害には多くのサブタイプがみられる。主要な発達障害は、以下の三つに分類されている。

（1）コミュニケーションおよび対人的な相互関係の障害、同一性へのこだわり（常同性）や興味・関心の極端な偏りを主症状とするものが、「自閉症スペクトラム障害」（または自閉スペクトラム症、以下ＡＳＤ）である。
（２）不注意と集中力の障害、多動・衝動性を主症状とするものが、「注意欠如多動性障害」（または注意欠如多動症、以下ＡＤＨＤ）である。
（３）読む・書く・計算するなどの特定の分野の習得と使用に困難を示すものが、「限局性学習障害」（または限局性学習症、以下ＬＤ）である。ただし、実地臨床で扱うことはまれなので、本書では取り上げていない。

既に述べたが、発達障害は長い間、児童精神科や小児科が担当する領域と考えられてきた。かつて成人期の発達障害については、医療の対象となることはまれだった。これまで、知的能力が正常な発達障害の当事者は、医療からも行政からも見過ごされてきた経緯がある。

現在もそうした傾向は根強く残っていて、医療機関で適切な診断が得られないケースや、他の疾患と誤診されるケースが珍しくない。そのため適切な治療を受けられずに、不適応の状態が持続してしまうこともまれではない。

今日の社会においては、発達障害の症状が軽症で、自らの特性や対処法を知ることがないまま、大きな問題なく学校生活が送れた者でも、主体性やコミュニケーション力が求められる就職などの環境変化に伴って、その特性から状況に適応することができなくなることがしばしばみられている。

今の企業では、若年の社員に対してもかなりの達成度を求める傾向が強く、こうした問題が生じやすくなっている。このため就職して1〜2年目に、発達障害の専門外来を受診する人が増加している。

このような不適応をきっかけとして、深く傷つきあるいは悩み、自らの不調の原因を探る中でようやく「発達障害」という概念と出合って病院を転々としてやっと診断を受けた、というケースは少なくない。

【表1-1】は、米国の診断基準であるDSM-5（精神疾患の診断・統計マニュアル第5版）における発達障害の分類である。DSMはアメリカ精神医学会が作成した精神疾患の診断基準集で、現在はその第5版が使用されている。これには個別の疾患についてその定義や診断基準などが記載されていて、世界的に広く利用されている。

【表1-1】発達障害に含まれる疾病。

- 知的能力障害群：知的能力障害など
- コミュニケーション障害群：
  吃音、社会的コミュニケーション障害など
- 自閉症スペクトラム障害
- 注意欠如・多動性障害
- 限局性学習障害
- 運動障害群：チック症群など

受診のきっかけ

発達障害をもつ成人が初診に至る経緯は、次のように、大きく三つに分類される。

（1）小児期に医療機関などで診断を受け、継続的なフォローを受けている、あるいはいったん中断したが再び受診したケース
（2）成人期になって自分から発達障害の存在を疑って、書籍やインターネットなどで情報を得て受診したケース
（3）成人期になって家族や上司に促されて受診したケース

近年、発達障害に関する情報がテレビ等のマスメディアで増加したことや、簡易に発達障害の特徴をチェックできるインターネットサイトなどの影響で「成人期の発達障害」の存在が広く知られるようになった。

それに伴い、幼少期には支援につながらなかった、あるいはその必要が小さかった、知的能力に遅れがなく、成人期になって初めて問題が表面化した症例が顕在化しつつある。

発達障害の治療において、ＡＳＤに対しては、治療効果のある薬物は存在していない。ＡＤＨＤに対しては有効な治療薬があり劇的な改善を示すケースがあるが、一方で、不十分な治療効果や副作用のため、受診をドロップアウトしてしまうケースも、一定程度存在している。

さらに、成人期の発達障害の当事者においては、それまでの生活で身に付いた自己肯定感の低さを改善させることは容易ではない。自身の特性を理解し、自己肯定感を改善させ、精神的・社

会的課題を解決するために心理社会的支援が重要な役割を持っている。
そのため、薬物療法と心理社会的治療とのバランスの取れた治療が求められているが、現状でそのような治療を行っている治療機関はわずかしか存在していない。

成人期の発達障害

近年、成人期の発達障害は、専門外来以外にも、精神科の一般外来で対応を必要とする機会が増加している。既に述べたように、かつて発達障害は児童、思春期の疾患であると認識されていたが、実際にはさまざまな症状は成人期まで持続している。最近になってようやく、成人期の当事者に対する治療の必要性について理解が深まりつつある。

ところが、成人期の発達障害として焦点が当てられてきたのは、アスペルガー症候群などのＡＳＤに対してであった。ジャーナリズムによる報道は、発達障害を広く一般に周知するという点において功績があったが、一方で単に「空気が読めない」「対人関係が苦手」というだけでＡＳＤと見なされてしまうという弊害も生じた。

特に、動機のはっきりしない少年事件においては、弁護側によって、加害者がアスペルガー症候群であると主張されることがたびたびみられた。代表的な例は、２０００年に起きた愛知県豊川市の高校生による主婦殺害事件である。弁護側は、加害少年はアスペルガー症候群であると主張したが、この診断は誤りだった。

さらに学校や職場で少しでも変わったところがある人物をＡＳＤと決めつけることが起きているし、医療機関でもＡＳＤの過剰診断がしばしばみられ、正しい診断技術を持っていない医師によって、誤診に至ることも多い。

一方でＡＤＨＤは、見逃されてきた疾患である。ＡＤＨＤは、ＡＳＤよりもはるかに高い有病率を持っているにもかかわらず、医療関係者からもジャーナリズムからも注目されることは少なかった。臨床の場面においては、ＡＳＤやアスペルガー症候群として他院から紹介された患者において、本来の診断はＡＤＨＤであったというケースをよくみかける。

ＡＳＤとＡＤＨＤの関係は複雑である。現状では、まだ十分に解明されていない部分も多い。以前の診断基準においてはＡＳＤとＡＤＨＤの併存は認められていなかったが、現在広く使用されているＤＳＭ-５においては両者の併記が可能になった。

これは両疾患の症状面における重なりが大きいことによるが、真に併存しているものもあれば、二次的に類似しているものもあり、実際はさまざまである。ＡＳＤにおいて一定のＡＤＨＤ症状がみられ、ＡＤＨＤにおいても一定のＡＳＤ症状を示す例は多いので、なかなか区別が難しい。

このように、成人期の発達障害に関して解決すべき課題は多い。

臨床における問題点

臨床の現場でまず問題となるのは、発達障害に対して、診断や治療をする精神科の医療施設がいまだに不足している点である。以前から、児童精神科を専門とする医師が少ないことがしばしば問題点として議論されてきた。けれども、成人期の発達障害においても、同様の事態が起きている。

その原因として考えられるのは、現在、現役で診療を行っている精神科の医師の大部分は、成人期の発達障害についての診療経験がほとんどない点である。小児、思春期の疾患として考えられていた発達障害が、成人期以降も治療の対象として重要であることが認識されるようになったのは、欧米では１９９０年代以降、わが国では今世紀に入ってからのことである。

このため、これまでの医学教育においては、成人期の発達障害についての症例の呈示や治療法の検討が行われることはまれであった。さらに現時点においても、「成人期の発達障害」の存在を認めようとしない医師も存在している。

また、発達障害の存在について認識している場合でも、臨床経験の不足から、必ずしもそれが適切な診療につながっていないこともある。つまり診断や治療の技術、知識が伴っていないのである。

当院の専門外来を受診した当事者から他の医療機関を受診したときの様子を聞いてみると、典型的なＡＳＤやＡＤＨＤの症状がみられる場合でも、精神科の医師からは、「特に問題はない」「ちょっと傾向があるくらい」「きちんと働けているから正常でしょう」などと言われることがまれではないようだ。

また、成人期の発達障害には、さまざまな併存疾患が伴いやすいことも、問題を複雑にしている。うつ病や躁うつ病（双極性障害）、あるいはパニック障害などの不安障害として長く治療されていたケースにおいて、実はベースに発達障害が存在している場合もしばしばみられる。

診断の誤りに気が付くのは、医師ではなく患者側のこともある。自ら診断や治療が何かおかしいと思い、主治医にそのことを話しても、あまり相手にしてくれないため、苦労して専門外来を受診しなければならなくなるケースが多い。

いじめ、虐待との関係

実は、発達障害は様々な社会的な問題と密接に関連していることが多い。一つは、学校における問題である。小学校、中学校などにおけるいじめと不登校は、重大な社会問題である。行政がかなりの対策をとっているにもかかわらず、いじめや不登校の事例は、近年増加傾向にある。

発達障害の受診者を対象として調査を行ってみると、小学校、中学校の時代にいじめの被害や不登校を示した比率は高い。特にＡＳＤにおいては、約40％においていじめの被害がみられている。

ＡＳＤにおいても、ＡＤＨＤにおいても、その特性によって周囲の子供から受け入れられないばかりか、積極的に排除されることも起こりやすい。一見したところ、ＡＤＨＤは対人関係はうまくこなせる例が多いが、それでも彼らの示す衝動性のために、しばしば周囲とトラブルを起こしやすく、「はぶかれる」きっかけとなることが多い。いじめや不登校に対する対応や解決への道筋については、発達障害の視点を持つことが重要であるが、現在の行政などの施策にはこの点が欠落しているように思える。

前述したように、軽症の発達障害が事例化するのは、当事者が就職してからのことが多い。職場における精神疾患としてはうつ病が注目を集めてきたが、発達障害の問題も重要で、うつ病自体が発達障害の二次的な症状であることも少なくない。

また親子の関係でいえば、発達障害の子供はその問題行動をきっかけとして虐待の被害者になりやすいとともに、彼らが親になった際には、逆に加害者にもなりうる。さらに夫婦間の不和についても、発達障害が重要な要因となることはまれではない。

正式な医学用語ではないが、「カサンドラ症候群」という用語が一時マスコミによく用いられた。これは発達障害の当事者のパートナーにみられる、さまざまな精神的な不調を示すものと定義されている。病院やクリニックでこの「病名」が使用されることはないが、命名の妙もあり、特にきっかけがあったわけではないが、マスコミで多用された経緯がある。

発達障害を示す人に対する配慮のなさや、相手の話を聞こうとしない傾向は、しばしば夫婦などにおいて確執のきっかけになりやすい。専門外来を受診する中高年において、「夫婦の問題」が主な問題であることは珍しくない。多くの場合、長年言いたいことを言わないで耐えてきた女性側が、夫の態度や言動は発達障害に違いないと言って、夫を受診させることが多い。こうした場合、夫がＡＳＤやＡＤＨＤと診断される場合もあれば、そうでない場合もあるが、いずれにしろ夫婦関係の修復は容易ではない。

発達障害と併存症

本書では、成人期の発達障害において、主に臨床的な側面から、著者の経験を通して診断と診療に関する問題点を検討したい。前述したように、成人期の発達障害の治療、支援にあたっては、まず的確な診断が必要であるが、現実には、誤診された結果、病院を転々としているケースも少なくないし、別の疾患として扱われていることもしばしばみられる。

ここでは、ＡＳＤとＡＤＨＤそれぞれにおける併存症の比率について、具体的なデータを示しておく。ただし日本においては大規模な調査は行われていないため、海外のデータを紹介したい。また、結果の数字は研究ごとにかなりばらつきがある。

ソルバーグらは、ノルウェーにおいて成人期のＡＳＤとＡＤＨＤを対象にして、併存疾患の調査を行った。この結果、７５２８例のＡＳＤにおいて、不安障害３・５％、双極性障害５・３％、うつ病３・１％、パーソナリティ障害５・９％、統合失調症15・１％、物質使用障害２・１％の併存がみられた。３万８６３６例のＡＤＨＤにおいて、不安障害４・２％、双極性障害７・８％、うつ病４・２％、パーソナリティ障害８・１％、統合失調症４・８％、物質使用障害７・８％の併存がみられた。

オランダのホーグトンらは、1万856例の成人期のASDを対象として併存疾患の比率を調査した。この結果、ASDの41・5%において何らかの併存疾患がみられ、併存率は年齢が高いほど高率であった。

ニュウラブデルガドらは、英国において9390例の若年ADHD患者（10〜20歳）を対象に併存症の調査を行った。その結果、26・0%において何らかの併存症がみられ、男女とも、ASDと不安抑うつ障害の比率が高率であったとしている。

このように発達障害の併存症の研究では、ASD、ADHDともに、結果にばらつきは大きいが、高い比率で様々な併存疾患がみられることを示している。この結果、ベースにある発達障害が見逃され、併存疾患が主要な精神疾患として判断されてしまうことが起こりやすいのである。

第2章　ASDとADHD

発達障害に関する誤解

これまで述べてきたように、最近になって、発達障害、特に成人期の発達障害について、一般の人たちにおいても、医療関係者の中でも注目が集まっている。教育や行政、あるいは職場における対応が求められているが、制度面でも現場においても後手後手に回っているのが現状である。医療施設は、発達障害について適切な診断や治療をすべきであるが、精神科の病院やクリニックを受診しても、ここは専門ではないと受診を断わられることも珍しくない。

一方で、この章のテーマであるASD（自閉症スペクトラム障害）とADHD（注意欠如多動性障害）の関連については、専門医とされる人でも誤った思い込みを持っていることが少なからずみられている。

あらためて発達障害を簡単に定義すると、「生まれながらの脳機能に偏りがみられる疾患、障害」の総称である。個別の疾患ごとに、それぞれ異なった特徴を持っている。発達障害の当事者においては、何らかの特性を持ちながらも通常の社会生活を送っている人たちが大部分であり、疾患や障害というよりも「個性、特性」といったほうが適当な場合も多い。さまざまなデータはあるが、ASDは人口の約1％、ADHDは少なくとも4～5％程度はみられると推定されている。

多くの人が誤解をしている点の第一は、「発達障害」という疾患が存在すると考えられているケースが多いことである。発達障害というのは、単なる総称に過ぎない。その中には、多数の疾患が含まれる。代表的なものが、これまでに述べてきたASDとADHDである。

けれども発達障害は、この二つ以外にもさまざまな疾患を含んでいる（P19【表1-1】参照）。たとえば、吃音《きつおん》症やかんもく症（まったく言葉を発しないで黙ってしまう疾患）、トゥレット症候群などのチック症状（運動や音声が急に繰り返して出現する症状）も発達障害の一種であり、広い意味では、知的障害（精神遅滞）も発達障害に含めることがある。

マスコミなどの記事、番組においては、すべての疾患をまとめて「発達障害」と表現することがあるが、これは誤解を招きやすい。以前、私が出演した民放の情報番組において、発達障害の症状を説明したパネルに、ASDとADHDの特徴が両方一緒に混在して記載されていて困惑したことがあった。

私はその点についてテレビ局の担当者に指摘したが、「細かく説明をすると視聴者がついていけない」と言われて、パネルの内容が訂正されることはなかった。このため番組の視聴者には、

ＡＳＤとＡＤＨＤの症状をミックスしたものが、「発達障害」の特徴として伝わってしまったのであるが、実はこのような誤解は珍しくない。

またもう一つ、よくみられる誤解として、「大人の発達障害」「成人期の発達障害」という言い方から、発達障害が大人になってから発症すると認識している人がいることである。

繰り返しになるが、発達障害は生まれつきのものであり、何らかの脳の疾患に罹患《りかん》したケースを除けば、思春期や大人になって発症することはない。また発達障害の症状は進行するものでなく、長年にわたって、同じ症状、特性が続くことが普通である。

また、「まえがき」で述べたが、ＡＳＤもＡＤＨＤも、養育の仕方などによる後天的な要因で発症することはありえない。たとえそういったケースが発達障害と似た症状であったとしても、生まれつきのものではないため、そもそも「発達障害」とは言えないのである。

最近になるまで発達障害に対する診療は、小児あるいは思春期が中心だったが、近年は成人期の発達障害が注目されるようになってきた。成人における発達障害においては、成人になってはじめて病院を受診したケースがほとんどを占めている。

こういった患者さんたちは、症状的には軽症であることに加えて、知的な面は正常かそれ以上のケースが多いため、就職するまで発達障害に気づかなかった、あるいは顕在化しなかったのである。決して、思春期以降に、それまでなかった発達障害が出現したわけではない。学生時代には目立たなかった症状、特性が、就職等による強いストレスやプレッシャーが原因となって、初めて明らかになったものである。

また発達障害は大人になったからといって、症状が軽減するわけではない。改善しているように見える例では、本人が自分の特性を理解し、うまく困難な状況に対応しているケースが多い。けれども、就職して仕事の量がキャパシティを超えてオーバーワークになったり、上司のプレッシャーが強かったりなどの悪条件が重なってしまうと、本来の特性が顕在化して、生活や仕事に支障が出てしまうことになりかねない。

ＡＳＤの過剰診断

以上のような発達障害全般に関する誤解に加えて、さらに重要な問題はＡＳＤの過剰診断である。この点についても、かなりの誤解が存在しているように思える。

実はこれまでの児童精神科、小児科の医療においては、軽症の発達障害がほとんど扱われてこなかったという歴史がある。児童精神科や小児科においては長年にわたり、発達障害の診療を行ってきたが、その対象は多くは自閉症が中心で、精神症状や行動の障害が重症のケースが多く、大半は知的障害を伴っていた。

ところが、現在発達障害のために外来を受診している当事者の大部分は軽症で、ほとんどは知的障害はみられない。つまり、かつて児童精神科などで診療を受けていた患者さんと現在受診をしている人たちは、同じ発達障害といっても、大部分は異なった患者層なのである。

さらに重要なのは、一般的にも医療者にも誤解されている点として、「成人期の発達障害といえばアスペルガー症候群」という「診断のバイアス」があげられる。アスペルガー症候群はASDのもっとも軽症のタイプで、対人関係、コミュニケーションの障害と特定の事物への過度のこだわりを主な症状としているが、知的障害や言葉の発達の遅れはみられないものである。

アスペルガー症候群という病名については、2000年代になって、少年犯罪との関連を指摘されたことにより広く一般に浸透し、多くのメディアで取り上げられるようになった。この結果、「空気の読めない、場の雰囲気のわからない人」や「対人関係が苦手な変わった人」は、子どもにおいても成人でも、すべてアスペルガー症候群ではないかとみなされるようになってしまった。

この点は明らかに誤りで、対人関係の障害は他の発達障害においても、一般の人においても広くみられるものである。ところが診療の現場においては、明らかに他の精神疾患や発達障害の特徴を示すケースに対しても、「対人関係の障害」が認められた場合には、アスペルガー症候群などASDと診断されることがまれならず起こっている。

つまり、ジャーナリズムだけでなく、医療現場でも、ASDへの過剰診断が日常的になっている。この原因としては、一つには、担当する医師の経験不足、あるいは知識不足がある。これは医師側の問題であるが、このような「誤診」について、医師が勉強不足だといって一方的に責めることができない面もある。

というのは、現在現役で診療をしている精神科医の多くは、発達障害に関する教育や研修をほとんど受けていないからである。比較的最近まで、成人期の発達障害の存在自体が、医学界に認識されておらず、卒前、卒後の医学教育に含まれていなかった。

また前述したように、これまでの児童精神科などにおける発達障害の診療は、自閉症などのASDを中心にしてきた歴史がある。精神科領域においても、あるいは教育分野においても、多くの臨床家や研究者の関心はASDに向いており、現在でもこの状況に大きな変化はない。このような背景も、ASDの過剰診断のベースになっている。

小児科からの依頼

瀧野正志さん（仮名）を、ある総合病院の小児科から依頼されて診察したのは、彼が17歳、高校2年生のときのことだった。小児科での診断は、アスペルガー症候群となっていた。

小児科からの依頼状について、その要点を以下に示す。

「アスペルガー症候群の方です。知能検査では、IQは115と高得点でしたが、言語性IQと動作性IQとの差がかなりみられました（言語性>動作性）。小学校より受診していますが、かなり反社会的な部分を持っており、プライドは高く、相手の立場に立って考えられないため、対人関係のトラブルの多い方でした。

今でも、自分勝手な考え方などありますが、以前と比べるとよくなっていると思います。高校に在学していますが、問題も多く今後のことも考えていかねばならない状況です。退学などもあるかもしれません」

瀧野さんは高校生としては大柄で、面接においては、一方的にしゃべる傾向がみられた。「自分には才能があり、それはすごいと思っている」と彼は真顔で主張した。だが、具体的に何がすごいのかは説明しようとしなかった。診察室の中では、ふんぞり返って椅子に座り、粗暴ということはなかったが、どこかふてぶてしい態度だった。

母親からの情報では、就学前には言葉の遅れがみられた。小児期から行動面に落ち着きがないところがあり、他の子供とのトラブルが多く、「切れやすい」面を持っていたという。

小学校のころのエピソードであるが、友達と口論になったとき、給食室で「包丁を貸してくれ」と言って問題になったことがあった。家族からみても、自己中心的で我慢ができない点が強く、「ブレーキが効かない」ことがしばしばみられていたが、最近は幾分自制をするようになり、大きな問題はなく楽しく過ごせているという。

高校の成績には、ばらつきが大きかった。数学は比較的得意だったが、他の科目はやる気がでないと言って真面目に勉強をしなかったので、最下位に近かった。作詞、作曲と小説が趣味で、自分で小説を執筆していると述べていた。

受診時、小児科での診断がアスペルガー症候群であったので、何らかの「こだわり」の症状がみられるかどうか、本人と母親に確認を行った。特定の事物への興味の偏りや、自分に独特の行動のパターンがみられるかどうかについて聞いてみたが、はっきりした所見は得られなかった。

一方、最近になり、書店で何度か本の万引きをするという問題行動がみられた。理由を聞くと、本人は、本が欲しくなるとその衝動を止められないのだと述べて、自分にはまったく非はないかのように話した。

さらに瀧野さんには、小学校のころから現在まで、忘れ物がひんぱんにあった。また物の置き忘れやなくしものもよくみられ、片づけも苦手だった。

気分の変化が大きく、決めたことを守らないので、親が叱ったら、そのまま怒って家出をしてしまったこともあった。家出した翌日の夕方、瀧野さんは自宅にもどってきた。名古屋まで新幹線で行き、ネットカフェに泊まり仕事を探したが、見つからなかったので、そのまま帰ってきたというのだった。

DBDマーチ

現在の精神科における主要な診断基準であるDSM-5（精神疾患の診断・統計マニュアル第5版）の15章は、「秩序破壊的・行動制御・素行症群（Disruptive, Impulse-Control, and Conduct disorders）」という名称になっている。

この診断カテゴリーには、下位カテゴリーとして、反抗挑戦性障害（Oppositional Defiant Disorder：ODD）、間欠性爆発性障害（Intermittent Explosive Disorder：IED）、素行障害（Conduct Disorder：CD）、反社会性パーソナリティ障害（Antisocial Personality Disorder：ASPD）という

下位分類が含まれている。

以上の疾患に、本書のテーマの一つであるＡＤＨＤを加えて、「破壊的行動障害（Disruptive Behavior Disorders：ＤＢＤ）」と総称することがある。さらに、これらの障害が個人の発育過程において、「ＡＤＨＤ→反抗挑戦性障害、間欠性爆発性障害→素行障害→反社会性パーソナリティ障害」へと進展していくことがあり、これを「破壊的行動障害のマーチ（ＤＢＤマーチ）」と呼んでいる（【表2-1-1】～【表2-1-4】）。

もちろん、多くのＡＤＨＤがＤＢＤマーチを辿るわけではないし、むしろこれは、レアケースである。ただ、多動、衝動性を主な症状とするＡＤＨＤの特徴は、大人からは反抗的と誤解されやすい。それに加えて、親や教師からひんぱんに叱責されることによって精神的に不安定になりやすく、ＤＢＤマーチを含めた他の様々な精神疾患が生じやすい状況となることも確かである。

瀧野さんのケースを検討してみると、主要な症状は衝動性と不注意であり、衝動性のコントロールができないことをきっかけとして、学校のクラスメートとしばしばトラブルを起こしていた。また、ＡＤＨＤの当事者は自分が興味の持てないことにはかなり集中力が低下する特徴を持っている。瀧野さんの場合も、ＩＱの値から知的能力は高いにもかかわらず、嫌いな学科はほとんど勉強せず、学校に対して反抗的というレッテルが貼られることとなった。

さらに、家でも学校でもひんぱんに叱責されることから精神的に不安定となり、万引きという非行を繰り返すに至っている。

【表 2-1-1】反抗挑戦性障害の診断基準。DSM-5（精神疾患の診断・統計マニュアル第5版）より

A．怒りっぽく/易怒的な気分、口論好き／挑発的な行動、または執念深さなどの情緒・行動上の様式が少なくとも6カ月間は持続し、以下のカテゴリーのいずれか少なくとも4症状以上が、同胞以外の少なくとも1人以上の人物とのやりとりにおいて示される。

怒りっぽく/易怒的な気分

（1）しばしばかんしゃくを起こす。

（2）しばしば神経過敏またはいらいらさせられやすい。

（3）しばしば怒り、腹を立てる。

口論好き/挑発的行動

（4）しばしば権威ある人物や、または子どもや青年の場合では大人と、口論をする。

（5）しばしば権威ある人の要求、または規則に従うことに積極的に反抗または拒否する。

（6）しばしば故意に人をいらだたせる。

（7）しばしば自分の失敗、または不作法を他人のせいにする。

執念深さ

（8）過去6カ月間に少なくとも2回、意地悪で執念深かったことがある。

B．その行動上の障害は、その人の身近な環境（例：家族、同世代集団、仕事仲間）で本人や他者の苦痛と関連しているか、または社会的、学業的、職業的、または他の重要な領域における機能に否定的な影響を与えている。

C．その行動上の障害は、精神病性障害、物質使用障害、抑うつ障害、または双極性障害の経過中にのみ起こるものではない。同様に重篤気分調整症の基準は満たさない。

【表2-1-2】間欠性爆発性障害の診断基準。DSM-5（精神疾患の診断・統計マニュアル第5版）より

A．以下のいずれかに現れる攻撃的衝動の制御不能に示される、反復性の行動爆発 （1）言語面での攻撃性（例：かんしゃく発作、激しい非難、言葉での口論や喧嘩）、または所有物、動物、他者に対する身体的攻撃性が3カ月間で平均して週2回起こる。身体的攻撃性は所有物の損傷または破壊にはつながらず、動物または他者を負傷させることはない。 （2）所有物の損傷または破壊、および/または動物または他者を負傷させることに関連した身体的攻撃と関連する行動の爆発が12カ月間で3回起きている。 B．反復する爆発中に表出される攻撃性の強さは、挑発の原因またはきっかけとなった心理社会的ストレス因とはひどく釣り合わない。 C．その反復する攻撃性の爆発は、前もって計画されたものではなく（すなわち、それらは衝動的で、および/または怒りに基づく）、なんらかの現実目的（例：金銭、権力、威嚇）を手に入れるため行われたものではない。 D．その反復する攻撃性の爆発は、その人に明らかな苦痛を生じるか、職業または対人関係機能の障害を生じ、または経済的または司法的な結果と関連する。 E．暦年齢は少なくとも6歳である（またはそれに相当する発達水準）。 F．その反復する攻撃性の爆発は、他の精神疾患（例：うつ病、双極性障害、重篤気分調節症、精神病性障害、反社会性パーソナリティ障害、境界性パーソナリティ障害）でうまく説明されず、他の医学的疾患（例：頭部外傷、アルツハイマー病）によるものではなく、または物質の生理学的作用（例：乱用薬物、医薬品）によるものでもない。6〜18歳の子どもでは、適応障害の一部である攻撃的行動には、この診断を考慮するべきでない。

【表 2-1-3】素行障害の診断基準。DSM-5（精神疾患の診断・統計マニュアル第5版）より

A．他者の基本的人権または年齢相応の主要な社会的規範または規制を侵害することが反復し持続する行動様式で、以下の15の基準のうち、どの基準群からでも少なくとも3つが過去12カ月の間に存在し、基準の少なくとも1つは過去6カ月の間に存在したことによって明らかとなる：

人および動物に対する攻撃性

（1）しばしば他人をいじめ、脅迫し、または威嚇する。
（2）しばしば取っ組み合いの喧嘩を始める。
（3）他人に重大な身体的危害を与えるような凶器を使用したことがある。
（4）人に対して身体的に残酷であった。
（5）動物に対して身体的に残酷であった。
（6）被害者の面前での盗みをしたことがある。
（7）性行為を強いたことがある。

所有物の破壊

（8）重大な損害を与えるために故意に放火したことがある。
（9）故意に他人の所有物を破壊したことがある。

虚偽性や窃盗

（10）他人の住居、建造物、または車に侵入したことがある。
（11）物または好意を得たり、または義務を逃れるためしばしば嘘をつく。
（12）被害者の面前ではなく、多少価値のある物品を盗んだことがある。

重大な規則違反

（13）親の禁止にもかかわらず、しばしば夜間に外出する行為が13歳未満から始まる。
（14）親または親代わりの人の家に住んでいる間に、一晩中、家を空けたことが少なくとも2回、または長期にわたって家に帰らないことが1回あった。
（15）しばしば学校を怠ける行為が13歳未満から始まる。

B．その行動の障害は、臨床的に意味のある社会的、学業的、または職業的機能の障害を引き起こしている。

C．その人が18歳以上の場合、反社会性パーソナリティ障害の基準を満たさない。

【表2-1-4】反社会性パーソナリティ障害の診断基準。DSM-5（精神疾患の診断・統計マニュアル第5版）より

A．他人の権利を無視し侵害する広範な様式で、15歳以降起こっており、以下のうち3つ（またはそれ以上）によって示される。 （1）法にかなった行動という点で社会的規範に適合しないこと。これは逮捕の原因になる行為を繰り返し行うことで示される。 （2）虚偽性。これは繰り返し嘘をつくこと、偽名を使うこと、または自分の利益や快楽のために人をだますことによって示される。 （3）衝動性、または将来の計画を立てられないこと。 （4）いらだたしさおよび攻撃性、これは身体的な喧嘩または暴力を繰り返すことによって示される。 （5）自分または他人の安全を考えない無謀さ （6）一貫して無責任であること。これは仕事を安定して続けられない、または経済的な義務を果たさない、ということを繰り返すことによって示される。 （7）良心の呵責の欠如。これは他人を傷つけたり、いじめたり、または他人のものを盗んだりしたことに無関心であったり、それを正当化したりすることよって示される。 B．その人は少なくとも18歳以上である。 C．15歳以前に発症した素行症の証拠がある。 D．反社会的な行為が起こるのは、統合失調症や双極性障害の経過中のみではない。

言葉の発達に遅れがみられた点、動作性ＩＱと比較して言語性ＩＱが高値である点は、ＡＳＤに比較的多い所見であり、瀧野さんは一定のＡＳＤ的な特徴は持っている。

ただ前述したように、瀧野さんの主な症状はＡＤＨＤに典型的なものであり、ＤＢＤマーチに似た経過をとっていることを考えると、主診断はＡＳＤではなく、ＡＤＨＤであったと考えられる。つまり、小児科におけるアスペルガー症候群という診断は適切なものではなかった。

瀧野さんに対しては、それまで投与されていた投薬の内容を変更し、ＡＤＨＤの治療薬を用いた。その結果として、問題行動は減り、感情面でも以前より安定するようになっている。小児科を受診した段階で適切な診断が得られていれば、その後の経過は今よりも良好なものになっていたかもしれない。

症状と問題行動が類似

発達障害の診療においては、ＡＳＤに診断が傾くバイアスが存在していることはすでに述べた。けれども、そのバイアスを認識していたとしても、実際の臨床現場では、ＡＳＤとＡＤＨＤを明確に区別できないことは少なくない。筆者自身も、しばしば判断に迷うことがある。

この理由としては、臨床的に両者の症状面での類似性が大きい点が影響していると考えられる。もちろん教科書的には、両者は別の疾患であるとされており、それぞれ異なった症状や診断基準が記載されている。

しかし、実地臨床で検討すると、両者の症状の類似性は大きい。ＡＳＤの当事者にＡＤＨＤの症状がみられることはまれではなく、またＡＤＨＤの当事者においてもＡＳＤの症状がしばしばみられる。この類似性については、次項で述べたい。

また、日常生活における問題行動においても両者は類似している。ＡＤＨＤの特徴の一つとして、相手に構わず一方的に話を続ける傾向が知られているが、ＡＳＤの当事者においても同じようなことがみられる。

ＡＤＨＤの当事者は、その衝動性のために上記のような行動をとることが多いのに対して、ＡＳＤにおいては、周囲をかえりみないため、自分の興味、関心のある話題について一人で話を続けることが起きやすい。このように、行動を取るメカニズムは異なっていても、結果として目に見える問題行動としては同じように見えるのである。

ＡＳＤとＡＤＨＤの症状の比較

【表2―2】には、昭和大学附属烏山病院に通院しているＡＳＤ63例（男性43例、女性20例）、ＡＤＨＤ66例（男性47例、女性19例）の横断面の（その時点における）臨床症状を比較した結果を示した。平均年齢は、それぞれ28・8歳、31・4歳で、ＩＱ（知能指数）はともに平均以上の値であった。

ＡＱ（自閉症スペクトラム指数）は、50問からなる自記式の質問紙で、50点満点で得点が高いほどＡＳＤ傾向が強いと考えられている。ＡＳＤのＡＱの平均値は38・4点とかなりの高い得点で、

【表 2-2】ASD と ADHD の自覚症状：( )内は標準偏差

	人数	M:F	年齢	IQ	AQ	不注意	多動
ASD	63	43M:20F	28.8	110.2	38.4	14.7	8.4
			(8.0)	(7.7)	(5.4)	(6.3)	(5.8)
ADHD	66	47M:19F	31.4	106.4	28.5	18.5	11.9
			(9.3)	(9.1)	(7.7)	(5.7)	(7.1)
健常	38	29M:9F	30.5	108.5	15.2	5.8	4.9
			(4.4)	(8.1)	(6.5)	(4.0)	(4.0)

健常者と大きな差がみられた。一方ＡＤＨＤではどうかというと、平均値は28・5点と比較的高い値であった。この結果は、ＡＤＨＤにおいても、一定程度のＡＳＤ的な症状がみられることを示している。

それでは逆はどうだろうか。この調査においては、ＡＤＨＤ症状の評価のために、ＣＡＡＲＳ（コナーズ成人ＡＤＨＤ評価尺度）を用いた。このスケールもＡＱと同様に自記式の症状評価スケールであり、「不注意」と「多動・衝動性」がそれぞれ27点満点で採点される。

その結果、不注意症状については、ＡＤＨＤで18・5点、ＡＳＤで14・7点と、ともに健常者より高い値であり、また多動・衝動性症状についても同様の結果であった。つまりこれらの結果は、ＡＳＤにおいてもＡＤＨＤと類似した臨床症状がみられることが示された。

このように横断面の症状については、ＡＳＤとＡＤＨＤの類似性が大きく、臨床の現場で鑑別が困難であることはまれではないのである。

【表2-3-1】ASDの診断基準。DSM-5（精神疾患の診断・統計マニュアル第5版）より

A．複数の状況で社会的コミュニケーションおよび対人的相互反応における持続的な欠陥があり、現時点または病歴によって、以下により明らかになる（以下の例は一例であり、網羅したものではない）。
（1）相互の対人的－情緒的関係の欠落で、例えば、対人的に異常な近づき方や通常の会話のやりとりのできないことといったものから、興味、情動、または感情を共有することの少なさ、社会的相互反応を開始したり応じたりすることができないことに及ぶ。
（2）対人的相互反応で非言語的コミュニケーション行動を用いることの欠陥、例えば、まとまりのわるい言語的、非言語的コミュニケーションから、視線を合わせることと身振りの異常、または身振りの理解やその使用の欠陥、顔の表情や非言語的コミュニケーションの完全な欠陥に及ぶ。
（3）人間関係を発展させ、維持し、それを理解することの欠陥で、例えば、さまざまな社会的状況に合った行動に調整することの困難さから、想像上の遊びを他者と一緒にしたり友人を作ることの困難さ、または仲間に対する興味の欠如に及ぶ。
B．行動、興味、または活動の限定された反復的な様式で、現在または病歴によって、以下の少なくとも2つにより明らかになる（以下の例は一例であり、網羅したものではない）。
（1）常同的または反復的な身体の運動、物の使用、または会話（例：おもちゃを一列に並べたり物を叩いたりするなどの単調な常同運動、反響言語、独特な言い回し）。
（2）同一性への固執、習慣への頑ななこだわり、または言語的、非言語的な儀式的行動様式（例：小さな変化に対する極度の苦痛、移行することの困難さ、柔軟性に欠ける思考様

式、儀式のようなあいさつの習慣、毎日同じ道順をたどったり、同じ食物を食べたりすることへの要求)
(3)強度または対象において異常なほど、きわめて限定され執着する興味(例:一般的ではない対象への強い愛着または没頭、過度に限局したまたは固執した興味)
(4)感覚刺激に対する過敏さまたは鈍感さ、または環境の感覚的側面に対する並外れた興味(例:痛みや体温に無関心のように見える、特定の音または触感に逆の反応をする、対象を過度に嗅いだり触れたりする、光または動きを見ることに熱中する)
C. 症状は発達早期に存在していなければならない(しかし社会的要求が能力の限界を超えるまでは症状は完全に明らかにならないかもしれないし、その後の生活で学んだ対応の仕方によって隠されている場合もある)
D. その症状は、社会的、職業的、または他の重要な領域における現在の機能に臨床的に意味のある障害を引き起こしている。
E.これらの障害は、知的能力障害(知的発達症)または全般的発達遅延ではうまく説明されない。知的能力障害と自閉スペクトラム症はしばしば同時に起こり、自閉スペクトラム症と知的能力障害の併存の診断を下すためには、社会的コミュニケーションが全般的な発達の水準から期待されるものより下回っていなければならない。

【表2-3-2】ADHDの診断基準。DSM-5（精神疾患の診断・統計マニュアル第5版）より

A．(1) および/または (2) によって特徴づけられる、不注意および/または多動性－衝動性の持続的な様式で、機能または発達の妨げとなっているもの：

（1）**不注意**：以下の症状のうち6つ（またはそれ以上）が少なくとも6カ月持続したことがあり、その程度は発達の水準に不相応で、社会的および学業的／職業的活動に直接、悪影響を及ぼすほどである：

注：それらの症状は、単なる反抗的行動、挑戦、敵意の表れではなく、課題や指示を理解できないことでもない。青年期後期および成人（17歳以上）では、少なくとも5つ以上の症状が必要である。

（a）学業、仕事、または他の活動中に、しばしば綿密に注意することができない、または不注意な間違いをする（例：細部を見過ごしたり、見逃してしまう、作業が不正確である）。

（b）課題または遊びの活動中に、しばしば注意を持続することが困難である（例：講義、会話、または長時間の読書に集中し続けることが難しい）。

（c）直接話しかけられたときに、しばしば聞いていないように見える（例：明らかな注意を逸らすものがない状況でさえ、心がどこか他所にあるように見える）。

（d）しばしば指示に従えず、学業、用事、職場での義務をやり遂げることができない（例：課題を始めるがすぐに集中できなくなる、また容易に脱線する）。

（e）課題や活動を順序立てることがしばしば困難である（例：一連の課題を遂行することが難しい、資料や持ち物を整理しておくことが難しい、作業が乱雑でまとまりがない、時間の管理が苦手、締め切りを守れない）。

（f）精神的努力の持続を要する課題（例：学業や宿題、青年期後期および成人では報告書の作成、書類に漏れなく記入すること、長い文書を見直すこと）に従事することをしばしば避ける、嫌う、またはいやいや行う。

（g）課題や活動に必要なもの（例：学校教材、鉛筆、本、道具、財布、鍵、書類、眼鏡、携帯電話）をしばしばなくしてしまう。

（h）しばしば外的な刺激（青年期後期および成人では無関係な考えも含まれる）によってすぐ気が散ってしまう。

（i）しばしば日々の活動（例：用事を足すこと、お使いをすること、青年期後期および成人では、電話を折り返しかけること、お金の支払い、会合の約束を守ること）で忘れっぽい。

（2）**多動性および衝動性**：以下の症状のうち6つ（またはそれ以上）が少なくとも6カ月持続したことがあり、その程度は発達の水準に不相応で、社会的および学業的/職業的活動に直接、悪影響を及ぼすほどである：

注：それらの症状は、単なる反抗的行動、挑戦、敵意などの表れではなく、課題や指示を理解できないことでもない。青年期後期および成人（17歳以上）では、少なくとも5つ以上の症状が必要である。

（a）しばしば手足をそわそわ動かしたりトントン叩いたりする、またはいすの上でもじもじする。

（b）席についていることが求められる場面でしばしば席を離れる（例：教室、職場、その他の作業場所で、またはそこにとどまることを要求される他の場面で、自分の場所を離れる）。

（c）不適切な状況でしばしば走り回ったり高い所へ登ったりする（**注**：青年または成人では、落ち着かない感じのみに限られるかもしれない）。

（d）静かに遊んだり余暇活動につくことがしばしばできない。

（e）しばしば〝じっとしていない〟、またはまるで〝エンジンで動かされるように〟行動する（例：レストランや会議に長時間とどまることができないかまたは不快に感じる；他の人達には、落ち着かないとか、一緒にいることが困難と感じられるかもしれない）。

（f）しばしばしゃべりすぎる。

（g）しばしば質問が終わる前に出し抜いて答え始めてしまう（例：他の人達の言葉の続きを言ってしまう；会話で自分の番を待つことができない）。

（h）しばしば自分の順番を待つことが困難である（例：列に並んでいるとき）。

（i）しばしば他人を妨害し、邪魔する（例：会話、ゲーム、または活動に干渉する；相手に聞かずにまたは許可を得ずに他人の物を使い始めるかもしれない；青年または成人では、他人のしていることに口出ししたり、横取りすることがあるかもしれない）。

B．不注意または多動性－衝動性の症状のうちいくつかが12歳になる前から存在していた。

C．不注意または多動性－衝動性の症状のうちいくつかが2つ以上の状況（例：家庭、学校、職場；友人や親戚といるとき；その他の活動中）において存在する。

D．これらの症状が、社会的、学業的、または職業的機能を損なわせている、またはその質を低下させているという明確な証拠がある。

E．その症状は、統合失調症、または他の精神病性障害の経過中にのみ起こるものではなく、他の精神疾患（例：気分障害、不安症、解離症、パーソナリティ障害、物質中毒または離脱）ではうまく説明されない。

Ｐ44からの【表2-3-1】【表2-3-2】には、ＡＳＤとＡＤＨＤの診断基準について示した。診断基準からは両者の症状は異なっているように思えるが、実際の当事者においては、上に記したように類似した症状を示すことがまれではない。

うつ病と診断された会社員

中国地方出身の石川隆さん（仮名）は、30代半ばの男性である。システムエンジニア（ＳＥ）として働いていたが、仕事におけるオーバーワークをきっかけにうつ状態となって精神科クリニックを受診し、その後はうつ病として数年にわたり治療を受けていた。抗うつ薬などの服薬により、石川さんの症状はいったん改善したが、最近になり、会社の上司とトラブルを起こしたことをきっかけにうつ状態が再発した。このため、2カ月前から会社を休職していた。

石川さんは以前からの精神科クリニックへの通院を継続していたが、妻から、うつ状態を繰り返すのは、原因としてアスペルガー症候群などの発達障害があるからではないかと指摘されて、当院の専門外来を受診することになった。

診察室で会うと、石川さんは小太りな、中背の男性で、口数は少なかった。うつ状態の影響か、あるいは本来の性質からなのか、会話中は無表情で、どこか問いかけに対する反応に鈍いところがみられた。

生育歴を聞いてみると、小学校では友人は少なく、いじめに遭うことも多かったという。いじめられないように、自分なりに周囲に合わせる努力をしていた。ただ、石川さんには一方的にしゃべる傾向があり、つい言わなくてもよいことまで話してしまうため、これが他の子供とのトラブルの原因になることがあった。

うつ状態がなかなか良くならないのは、原因にアスペルガー症候群があるからではないかというのが、石川さんの妻の意見だったが、自分でも発達障害かもしれないと考えるようになっていた。

子供のころの石川さんは本が好きで、よく読んでいた。その中でもお気に入りは、図鑑と国語辞典であった。漢和辞典もよく手にし、知らない難しい文字を見ることが好きだった。また江戸川乱歩の少年探偵団ものを愛読し、今でも本の挿絵をはっきりと覚えている。

不注意な行動は小学校時代からよくみられていた。忘れ物が多く、テストでのケアレスミスも目立っていた。そそっかしさのために怪我をすることが多く、小学校では3回も骨折をしている。

学校ではおしゃべりな子供だった。前述したように、しばしば一言多く、言いすぎてしまう傾向もみられている。また急にカッとしやすいところもあり、友達と口論をしていたときに、相手の手のひらを鉛筆で差したため、ひどく怒られたことがあった。

中学になると、自分からしゃべり過ぎないように抑制をするようになった。この結果、いじめられることは少なくなった。学校の成績は上位だったが、中学時代も小学校のころと同様に忘れ物が多く、提出物を出せないことがひんぱんであったため、教師からよく注意を受けていた。

高校は、県立の進学校に入学した。理由はわからないが、急に勉強についていけなくなった。特に数学の授業には集中できなかった。このため理科系はあきらめて、関西圏にある中堅私立大の経済学部に進学している。

大学時代は、まじめな学生ではなかった。授業を欠席することが多く、留年の後に単位不足で中退している。その後、システムエンジニアとして就職し、現在まで10年あまり仕事を継続している。ケアレスミスは他の社員よりは多いが、仕事はそれなりにこなしてきた。

石川さんの診断についてはどう考えればよいのだろうか。石川さんは小児期より対人関係が得意とは言えず、いじめの被害にも遭っていた。子供時代には、友人は少なく、一人でいることを好んでいた。それに加えて、児童期において漢字が好きで、漢和辞典や国語辞典を愛読していたことは、特定の事柄への興味の偏りを示しているように思える。

受診時には、ASDにおいてよくみられる、人や周囲の事象に対する関心の薄さを明確に示したわけではなかったが、言葉は少なめで、表情の変化に乏しかった。以上の所見は、ASDの診断を示唆している。

もっとも、これらと同時に、石川さんには、明らかにADHDと考えるべき症状もみられていた。小児期から現在に至るまで忘れ物が多く、ケアレスミスもひんぱんだった。子供のころは、不注意さから怪我をすることも多かった。このような特徴は、不注意症状が継続してみられることを示している。

また、明らかな多動の症状はみられていないが、しゃべり過ぎてしまうこと、つい一言余計なことを言ってしまうこと、怒りっぽくカッとしやすいことなどは、衝動性の症状の表れである。

私自身も確定診断に迷い、当初石川さんはＡＳＤの可能性が大きいと考えたが、受診を重ねていく中で、次第に饒舌《じょうぜつ》となり、人なつっこい素顔を表すようになってきたことから、基本的な症状はＡＤＨＤと考え、ＡＤＨＤの治療薬を開始した。

受診した初期のころ、石川さんはうつ状態で、自宅で自閉的な生活を送り、ほとんど外出もしていなかったが、抗うつ薬に加えてＡＤＨＤ治療薬を追加することで精神状態は改善し、積極的に職探しをするまでになった。振り返ってみると、一見ＡＳＤに思えた石川さんの対人接触の悪さは、うつ状態における精神状態の不調、活気のなさが影響していたのかもしれない。

ＡＳＤやＡＤＨＤにうつ状態が併存することはよくみられるが、このケースにおいてはその点も、ＡＳＤとＡＤＨＤの鑑別を困難にしていた。

専門病院で誤診されたケース

次に示すのは、発達障害の専門病院からＡＳＤではないかと紹介された男性会社員のケースである。前医の紹介状には、次のような内容が記載されていた。

町山次男さん（仮名）は、偏差値が上位の私立大学の工学部を卒業し、電機施設関係の会社に就職した。ところが、そこで彼は会社の雰囲気になじめず、また上司や同僚とうまく交流ができずに、さまざまな身体的な不調を訴えるようになった。

吐き気、手の震え、疲れやすさなどがみられ、近くの内科を受診するが、身体的な異常はみられなかった。その後、近所にある精神科クリニックを経て、ある精神科の専門病院を受診した。その病院は、一般の精神疾患に加えて発達障害の専門病院としてもよく知られていた。

この病院で町山さんは「うつ状態」と診断されて、抗うつ薬などの薬物療法を施行されたが、症状の改善はみられなかった。そのため、町山さんは数カ月後に会社を退職している。

その後、うつ状態は一進一退であったが、町山さん自身はさまざまな職業を転々とした。車の整備工場、テーマパークでの物品販売、設計事務所などに勤務するが、いずれも長続きはしなかった。さらにその間に介護の専門学校に通学していた時期もみられている。だが、そこも合わないと言って途中で退学している。

本人からは、「周囲の人とコミュニケーションがとれない、会話がうまくできない」などという訴えがひんぱんにみられたため、通院先ではＡＳＤがベースにあると疑われた。一方、町山さん自身は、ＡＤＨＤではないかと考えていた。

そこで、当院の専門外来の受診時に、小児期からの生育歴の確認を行った。町山さんは、就学前はおとなしい子供だった。対人関係は苦手で、小学校に入ってもなかなか友達ができず、いじめにも遭った。一方で忘れ物が多く、片付けも苦手だった。行動上でも不注意でよく小さな怪我をしていた。

いつもは無口だったが、何かのきっかけで饒舌になることがあり、そういった時には周囲は引いてしまうことが多かった。学校の成績は上位であったが、独り言を口にしたり、大きな声を出して歩いたりすることがあり、変わった子供と思われていた。

中学生になっても周囲となじめなかった。部活は卓球部に入ったが、周囲とうまくいかなかったため、中途でやめている。忘れ物が多く、特に教科書をよく忘れるため、毎日すべての教科書を持って通学していた。

高校と、その後の大学生活においても、なかなか親しい友人ができなかった。毎日が楽しくなく、何に対しても興味のわかない時期もあった。アルバイトは衣料品店で接客をしたことがあるが、要領が悪く失敗が多いため長続きしなかった。

就職してからはさらにミスが増えた。特に業務の量が多くなると、失敗することが顕著に増えた。指示されたことをすぐに忘れたり、仕事の計画を立てることができなかったりしたため、よく上司から注意を受けていた。

現在の勤務先においてもミスは多く、物事を同時並行に処理していく際に、混乱することが多かった。ものごとを先送りにする傾向が強く、やらないといけないのに、なかなか仕事に手がつかないことがひんぱんにみられていた。

この町山さんの診断については、一定の対人関係の障害は継続してみられているが、はっきりしたこだわり（常同性）の症状はみられず、ASDは否定的である。一方、不注意症状は小児期から現在まで持続しているとともに、職場における社会生活が不適応となる原因となっており、診断的にはADHDと考えられる。

このケースのように、一見したところ対人関係が不良で社会適応が低下している場合、ASDと診断されることが多い。けれども、実はADHDにおいても対人関係の障害はまれではないことを認識することは重要である。

ADHDにおいては通常、小児期は比較的フレンドリーで友人が多いケースが多い（その意味で、町山さんは例外的である）。けれども思春期以降、人間関係が複雑になってくると、対人関係に失敗することがまれではない。

一つには、彼らは主張しすぎたり、一方的に自分の考えを述べたりすることが多いし、さらにそのような場合、周囲の声を物理的にも心理的にも聞こうとしないことが少なからずみられている。彼らは相手の話にかぶせて話すことが多く、自分が話しきらないと落ち着かないようである。こういった言動のパターンが繰り返されるために、周囲の人を辟易《へきえき》させ、時には本気で怒らせてしまい、集団の中で孤立しやすくなる。

臨床の現場においては、対人関係の障害はASDにおいて特徴的であるが、ADHDにおいても、ASDに一見類似した対人関係、コミュニケーションの障害を示すことが比較的多い点は認識しておく必要があり、このことが正しい診断につながるのである。

第3章　うつ病ではない？

うつ病の現在

１９９０年代の後半から今世紀にかけて、日本では、うつ病とそれに伴う自殺の問題が、医学界においても一般社会においても、重大な問題として認識されるようになった。もちろんそれ以前にも、うつ病は主要な精神疾患であったが、主として中高年の病気で、一定の急性期を乗り切れば十分に回復が可能なものとみなされる傾向があり、統合失調症（P96参照）との比較においては、重要性が低いと考えられていた。

ところがその後、うつ病に対するこれまでの考え方は、くつがえされることとなる。たとえばうつ病は特有の性格傾向を持つ個人に発症しやすいと信じられてきたが、必ずしもそうとは言えず、今やあらゆるパーソナリティの人にみられることが示されている。

また以前は10代、20代においてみられる「うつ状態」は真のうつ病ではなく、統合失調症の初期やパーソナリティ障害（P111参照）の症状とみなされることが多かったが、最近では若年者のうつ病もかなりの頻度でみられることが認識されるように変わってきた。

こうした中で、大きな問題となっているのは、うつ病の慢性化である。これまでうつ病は、標準的な薬物治療を適切に行えば、通常は2～3カ月、長くても半年程度で障害（残遺症状）を残さずに回復すると考えられてきた。

しかし、臨床の現場においては、うつ状態が長期間持続して慢性化し、治療に難渋する症例をしばしば経験することがあり、十分な薬物治療を行っても回復が困難で慢性化するうつ病が少なからず存在していることが認識されつつある。

実際には、うつ状態が慢性化して社会復帰が困難となり、休職が長期にわたったり、退職を余儀なくされたりする例も珍しくない。このうつ病の慢性化については、発達障害との関連がしばしば指摘されている。

慢性のうつ病

うつ病は再発しやすい疾患である。一般にうつ病においては、1回目のうつ病の病相のみで再発する割合が半数程度であるのに対して、2回目のうつ病の病相においては75％が再発し、さらに3回目では、90％あまりが再発すると言われている。

一方で、うつ状態が慢性化するものは、10～20％程度という報告が多いが、研究者によって慢性化率についての報告はさまざまである。ただし、慢性化する例における臨床的な特徴について検討した報告は少ない。

アメリカ精神医学会によるDSM-5（精神疾患の診断・統計マニュアル第5版）の診断基準においては、以前の「大うつ病性障害、慢性」と「気分変調性障害」をまとめて、「持続性抑うつ障害（Persistent Depressive Disorder）」として新たなカテゴリーをもうけて定義した。この新しい診断名が設定されたということは、公式の診断基準においても、「慢性うつ病」の存在が認められたということを意味している。ちなみに、「大うつ病性障害」とは、うつ病のことで、DSMの診断基準ではこの病名を使用している。

一方これまで、「慢性うつ病」とは別に、「難治性うつ病」に関する研究は精力的に行われてきた。「難治性」の定義は研究者によってまちまちであるが、一般的には症状の重症度を設定し、十分な量の抗うつ薬を2種類以上投与しても、精神症状の改善がみられないものと定義していることが多い。つまり標準的な薬物療法を行っても、症状の改善がみられないものを、「難治性」と定義している。

本項のテーマである「慢性うつ病」と従来の「難治性うつ病」はオーバーラップする部分もあるが、臨床的な特徴は異なる点も多い。慢性うつ病は症状については比較的軽症のものが多いが、症状が長期化し、なかなか十分な改善に至らないという特徴を持っている。

またこれらとは別に、「新型うつ病」という病名を、雑誌や新聞の記事などで見かけることがある。この「病名」に対してはっきりした定義は与えられていないが、仕事に対して意欲がなく、うつ病として休職中であるにもかかわらず、海外旅行に出かけたり、自分の趣味の活動には積極的だったりする人があてはまるとされている。

実は、「新型うつ病」はうつ病とは言えないものである。この造語は、一部の若年者における特徴的な気質を表わしているかもしれないが、本来のうつ病とは、憂うつ感、意欲の障害などの精神症状が持続して出現するものである。短期間のうちに精神状態が変化する「新型うつ病」は、本来のうつ病ではない。

憂うつな気分というのはだれにでも見られる現象であるが、「うつ病」と診断するには、症状の重症さや一定の持続期間が必要である。しかしながら、現状ではうつ病を定義する客観的な指標が存在していないために、どうしても曖昧な部分が残ってしまう。

逆に、臨床の現場においては、一見すると「新型うつ病」のように見える軽症の患者の中にも、本来のうつ病に相当する患者がいることに注意する必要があろう。

慢性うつ病と発達障害

慢性うつ病の治療において、第一に検討すべきであるのは、診断についてである。慢性の「うつ状態」にはさまざまな精神疾患が関連する可能性がある。特に見逃されている例が多いのは、ＡＤＨＤ（注意欠如多動性障害）、ＡＳＤ（自閉症スペクトラム障害）などの発達障害である。

発達障害がベースにある症例では、特にそれを認識していない場合には、社会生活などにおいてさまざまな失敗を繰りかえすことが多く、そのストレスによってうつ状態になりやすい。

たとえばＡＤＨＤがベースにある例においては、不注意、集中力の障害により仕事の上のミスを繰り返して周囲から叱責されやすいため、二次的にうつ状態を示すケースは数多い。このような場合、ＡＤＨＤの治療を行うことで、うつ状態の改善がみられることもある。またＡＳＤの当事者が対人関係の障害により不適応を起こしたケースにおいても、一見するとうつ状態に思える場合も多い。

この章では、ＡＳＤとＡＤＨＤのそれぞれについて、うつ病、うつ状態との関連を、これまでの研究の結果とともに、実際の症例をまじえて検討していきたい。

ＡＳＤとうつ病

ＡＳＤにうつ病や関連疾患が併存しやすいという事実は、すでにアスペルガー症候群の概念を再発見したイギリスのウィングの論文に述べられている。彼女がフォローアップした16歳以上の18名の中で４名が気分障害を呈し、さらに別の４名は引きこもりとなっており、恐らくこれはうつ病によるものだろうと記載されている。

その後も類似の報告がみられている。キムらは、59名の高機能自閉症およびアスペルガー症候群の若年者と、１７５１名の健常対照群とを比較した結果、ＡＳＤ群にはうつ病性障害が16・9

%認められ、健常者と比較して有意に頻度が高いことを示した。
ＡＳＤの小児においては、72％に何らかの二次的な精神症状が出現すると言われているが、その中でも不安、抑うつ症状は最も多いことが指摘されている。クローンらは、カリフォルニア州のデータベースを利用し、２〜18歳のＡＳＤ児３０５３名と、定型発達児３万５２９名のデータを比較検討した。ＡＳＤ児では、抑うつ・不安、行動上の問題（攻撃性、反抗、自傷、癇癪）は、定型発達児と比べて12倍多かった。また、精神科の受診率も７倍高く、向精神薬の処方率も９倍であったとしている。

レイファーらは、ＡＳＤと診断された５〜17歳の小児１０９名（平均年齢９・２歳）を対象として併存症・合併症についての調査を行った。診断はＤＳＭ−Ⅳ（精神疾患の診断・統計マニュアル第４版）を用いた。性別は94・３％が男性で、ＩＱは平均82・６（標準偏差23・４）であった。この対象者においては、70％以上の小児に何らかの併存疾患がみられた。

さらに、大うつ病性障害の診断基準を完全に満たしたものは11名（10・１％）で、診断閾値《いきち》以下の症例も含めると24％が抑うつ症状を呈していた。対象者の平均年齢が９歳であることを考慮すると、ＡＳＤ児の約４分の１に抑うつ症状がみられたことは重大な結果である。

また、ＡＳＤ児の保護者95名を対象としたベケットらの研究においては、抑うつ症状がＡＳＤ児の親の間にも有意に高いことが報告されている。

成人期においても小児期と同様の結果が得られており、ＡＳＤにおけるうつ病の併存は高率でである。モリドセンらは、幼少児期に自閉症の診断を受けた118名の成人（平均年齢40・6歳）の追跡調査を行った結果、気分障害は3・4％に併存し、対照群の1・2％と比べ約3倍の頻度であったとしている。

昭和大学附属烏山病院における成人期発達障害専門外来においても、ASDの患者110名のうち16名、14・5％がこれまでに気分障害と診断されており、併存率の高さが認められた。

ASD患者は気分や感情の変化を伝える十分な言語的、非言語的なスキルを持っておらず、うつ病の評価を行うことはしばしば困難となる。したがって、ASDにうつ病を併存した際、中核症状は、ASDの併存がないうつ病と変わりはないが、気分、感情の変化を言語的、非言語的に伝えるのが苦手であるため、身体症状や生活行動面の変動に注目することが必要である。また希死念慮（自殺をしようという考え）についても、はっきりと訴えられることが少なく、身近な人にとっても明らかでないことがほとんどである。

ASDにうつ病が併存した場合、うつ病の症状が着目されてしまい、ベースにあるASDの存在が認識されないことが少なくない。この場合、うつ病の症状が回復しても、ASDによる社会適応の不良さは続いていることが多く、再発のリスクが高いため、ASDの特徴を見逃さないことが重要である。

ＡＳＤと自殺

前述したように、ＡＳＤの児童は、抑うつ、不安、攻撃性、被刺激性（外部からの刺激に鋭敏であること）、自傷行為などの頻度が高いことが知られているが、ここではＡＳＤと自殺企図（自殺を実際に試みること）、希死念慮の関係について検討を行いたい。

メイズらは、1～16歳の自閉症児７９１名を対象とし、自殺念慮、自殺企図の頻度を調査した。対象者の５３７名がＩＱ80以上で、２５４名がＩＱ80以下であった。診断はＤＳＭ-Ⅳを使用した。うつ病群35例（8～6歳）、定型発達群１８６名（6～12歳）を対照群として比較検討を行い、症状は母親による１６５項目の小児行動尺度を用いて評価した。

この結果、自閉症群の14％において「自殺念慮、自殺企図」が認められ、これは定型発達群の０・５％と比べて28倍高かったが、うつ病群の43％と比較すると約3分の1であった。

評価尺度における「自殺念慮、自殺企図」を従属変数、行動上の問題や精神症状など15項目を独立変数として統計解析を行ったところ、「抑うつ」が「自殺念慮、自殺企図」の最大の予測因子であった。自殺念慮、自殺企図のあった患者の77％が、母親によって「抑うつ」がありと報告されていた。

東海大学医学部付属病院の加藤らは、自殺企図をして救急搬送された患者を対象として、ＡＳＤの割合と併存疾患、企図時の状況を検討している。調査を行った救命救急病棟に入院した18歳以上の患者５８７名のうち、43名（7・3％）がＡＳＤと診断された。このうち70％が適応障害とも診断されており、これは非ＡＳＤ群の41・5％と比べて有意に高率であった。ＡＳＤ群は非ＡＳＤ群に比べて自殺企図時の年齢が低く、企図の方法がより致死的であった。

この結果は、ＡＳＤ患者では適応障害と関連して自殺企図を起こしやすく、自殺企図時においては自殺既遂のリスクが高いことを示しており、ＡＳＤにおいては自殺の予防に十分な配慮を要することを示している。

うつ病と関連する心理、社会的要因

ＡＳＤにおいて、うつ病を発症しやすい心理、社会的な要因には、どのようなものがあるのだろうか。これまでの研究においては、ＡＳＤにおける年齢、社会機能の高さとうつ病の併存に関連を指摘する報告が多くみられている。つまり、高年齢で高機能のケースほど、うつ病を発症しやすいということである。

この点について、スターリングらは、次のように説明をしている。認知機能や社会的スキルが高い高機能のＡＳＤ患者ほど、周囲からの期待は高く複雑で、困難な社会状況に対処するよう求められ、また彼ら自身も社会的交流を築くことに関心をもつ傾向にある。が、対人関係を調整する能力がないままに繰り返し社会生活上の不適応が続くと、抑うつ状態が出現しやすくなり、さらに、学童期から思春期までの間に受けるいじめなどが自尊心の低下を招いて、それがうつ病の準備状態を形成していると結論した。

またこれまでに、ＡＳＤにおけるＩＱや自閉症症状と抑うつ症状の関連を検討した研究が複数みられている。マズレックらの研究によると、ＩＱが高く、ＡＳＤの症状が軽度なほど、抑うつ・不安症状の頻度が高いと報告されている。これはＩＱが高く、ＡＳＤの症状が少ないほど自身の状態について考察する力が高く、社会的な失敗をより大きな心理的なダメージとしてとらえてしまう可能性を示している。

以上のように、ＡＳＤ患者では、うつ病やうつ状態の出現頻度が一般集団と比べて有意に高率である。ＡＳＤ患者の中でも特に、ＩＱが高くＡＳＤの症状が軽度な患者ほど、抑うつ状態を呈しやすい。また、年齢が上がるほど抑うつ症状の頻度は増えている。

これまで述べたように、抑うつ症状については本人が訴えるケースは少なく、他覚的な評価を必要とする。希死念慮についても同様で、自ら訴えることが少ないため、突然の行動化に注意を払うことが重要である。

うつ病と診断されたＡＳＤ

ここで、うつ病と診断されたＡＳＤのケース、知的能力の高い男性、荒木秀隆さん（仮名）について報告したい。

荒木さんは幼少期より他者と馴染めず、「変わっている」と言われ続けてきた。だが本人は、何が周囲と違うのかがわからなかった。小学校では忘れ物が多く、集団行動ができないことを教師から指摘されることが続き、中学校に上がるといじめの被害に遭って不登校になった。学業は非常に優秀で、大学院まで進学したが、他の学生とともに徹夜の作業をする環境に適応できずに中退となった。その後は接客やデータ入力の仕事に就いたが、職場での人間関係や突然の残業、緊張の張り詰めた環境によって気分の落ち込みが強くなり、出社できなくなって退職となった。

荒木さんは医療機関を何カ所か受診し、いずれもうつ病と診断されて服薬治療を続けたが、改善はみられなかった。おそらく、医師は目先の症状にとらわれてしまい、正しい診断を見逃してしまったのである。

このため、昼夜逆転で引きこもりの生活が5年あまり続いた。母親がＡＳＤに関連する書籍を読み、本人の症状と当てはまることが多いことに気づいて昭和大学附属烏山病院を受診し、初めてＡＳＤの診断を受けた。

主治医の勧めで、荒木さんは烏山病院のデイケアへ通所を始めた。デイケアに通うことによって、生活リズムは格段に良くなった。休憩時間にゲームや麻雀をやる仲間ができるなど、知り合いが増えていき、この頃には気分の落ち込みも改善されていた。ＡＳＤ専門プログラムにも参加し、具体的な対人的、社会的なスキル訓練にも取り組んだ。

本人は、「デイケアに通う以前は、『普通』になることを目標としていたが、発達障害であるということを受け入れ、『普通』というこだわりを持たなくなっていった」と専門プログラム終了後に語っている。

デイケア通所開始より2年後、烏山病院が障害者枠で職員を募集していることを知り、荒木さんは応募を決意。採用が決まり、経理や検査データの入力等の業務を担うことになった。対人関係や体力の不安はあったものの、時短勤務（6時間）から始めたこと、専門プログラムOB会に参加して対処方法を相談できたこと、自身の得手不得手を他者に説明できるようになって同僚と上手に付き合えたことなどにより仕事にも慣れて、間もなくフルタイム勤務となった。

数年の後、より専門的な仕事に従事できるよう、ステップアップとして烏山病院から関連病院に異動した。その後、職場結婚をし、第一子が出生している。子育てでは想定外なことが起きるため苦労はしているが、就労の継続はできており、今年で6年目を迎えている。

このように、単にうつ病という診断をつけるだけではなく、ベースにあるASDを診断し、それに応じた対応を行うことによって社会復帰が可能となった例もある。

会社での不適応

もう一例、うつ病と診断されていたASDについて取り上げてみたい。

増田孝さん（仮名）は、35歳の男性である。幼少期は運動音痴で友人も少なかった。地元の高校を卒業し、大学へ入学、その後大学院へも進み、卒業後は医療情報のデータ作製や医薬品の製品開発などに従事した。

2年前より、同僚、部下の目の前で、折り合いの悪い上司から「給料泥棒」などの暴言を浴びせられるようになり、徐々に胸部の苦悶感や不眠を認めるようになった。

その後さらにパニック発作が出現したため、救急外来を受診した。その病院の精神科では、上司との関係が原因による「適応障害」と診断された。遠方だったため他院を紹介されたが、通院先の医師と相性が合わず自己中断している。

これ以降、増田さんに対して上司からのあからさまな暴言はなくなったが、陰では「仕事をしないで給料を貰っている」などの噂を流されることは続いていた。

服薬の継続によってパニック発作は収まっていたが、徐々に抑うつ気分、意欲低下、自責感、中途覚醒（睡眠の中途で覚醒すること）、食欲低下などを認めるようになった。外出もできず仕事を休むようになり、体重も2カ月で4キロ低下した。このため、ある総合病院の精神科に入院となった。

入院時、表情はうつろで変化に乏しかった。意欲低下、思考の抑制がみられ、反応は鈍く、発言は同じ内容を繰り返すことが多かった。このため、うつ病の診断のもとに、抗うつ薬を中心とした薬物療法が開始された。

増田さんは医薬品の仕事に携わっていたので、薬の知識が豊富だった。このため、うつ病やその治療に対し、本人なりの見解を繰り返し述べて、医療スタッフに強い不安を訴えた。

入院後においても、抑うつ状態は軽快と悪化を繰り返した。会社の上司が面会に来る度に不安感が強くなり、抗不安薬などの頓服《とんぷく》を使用することがたびたびみられた。

増田さんが治療などについて自説を曲げずに繰り返す様子や、自尊心が傷つきやすく、薬物療法に反応しにくいことなどから、病棟の担当医は診断としてパーソナリティ障害を考えた。入院が長期化したため、退院の目標を復職ではなく自宅で穏やかに過ごせることとし、外出を繰り返して、入院から約5カ月後に退院となった。

退院後は外来通院を継続し、薬物調整、環境調整などを行ったが、その後約2年間、抑うつ症状は継続的にみられ、復職できずに経過した。たまたま本人が「成人のアスペルガー症候群」に関する一般書を読み、自ら当院の発達障害の専門外来を受診するに至った。

そこで幼少期のエピソードについて質問をされると、保育園では一人でいるのが好きで誰とも遊ぼうとせず、いつも積み木遊びをしていたこと、保育園時代は列車や線路が好きで1日1回は線路を見せるようせがんだこと、ひたすら線路の絵を描き続けたこと、保育園の消毒薬のような独特の臭いを忌避していたことなどが明らかとなった。

このような対人関係の希薄さ、特定のものへの興味の偏り、感覚過敏の症状はASDに特有のものであり、小児期から現在に至るまで同様の特徴がみられることが明らかとなったので、ASDに主診断が変更となっている。うつ病という診断は誤りではないが、背後にみられるASDを見逃していたのである。

この症例のポイントは、治療が難渋し、典型的なうつ病ではないと治療者も違和感を覚えていたにもかかわらず、ASDを診断の候補に考えなかったことである。生活歴の聴取においても、「幼少期は運動音痴で、友人も少なかった」という情報だけにとどまり、聴取内容も不十分であった。

ASDが鑑別診断として考えられると、診察場面での視線の合いにくさや不自然さ、職場や入院環境での対人関係のパターン、薬物治療や趣味に関する本人のこだわり、知識の偏りなど、ASDの症状に一致するものが数多くみとめられた。

本人は、長年自分でも感じていた違和感の説明がつき、自身の特徴を受け入れることによって、復職することが可能となった。上司、同僚からも、十分とは言えないものの、ASDとして一定の配慮を受けている。

ADHDとうつ病

ASDと同様に、ADHDにおいても、うつ病などの気分障害の併存は高率である。レズニックは、成人のうつ病とADHD（とりわけ不注意優勢型）は見分けることが困難で、しばしば区別が不可能なこともあると述べている。

一方ウェンダーは、成人ADHDの抑うつは失望、落胆、退屈として表現されることが多く、罪悪感、自殺念慮、自律神経症状（食思不振、体重減少、性欲の低下、日内変動＝抑うつ状態が午前中に強く、午後以降に改善する現象）、睡眠障害（早朝覚醒）、無快感症といった症状を経験することはまれであると鑑別点を述べている。

さらにウェンダーはＡＤＨＤを疑うポイントとして、主訴として多いのは、①抑うつ、②カッとなる、③日常のストレスに対処できないことと指摘している。①については、気分が変動しやすく、高揚や興奮する時期と交替しやすい点、②については、患者がこれまでの人生において、すぐにカッとなるがまたすぐに沈静することを繰り返してきているかどうか、③では、些細なストレスで容易にイライラしたり、混乱したりするので、家事や仕事などに支障が出てしまい、学業や職業上の成果が期待を下回りやすいことを特徴としてあげている。

ＡＤＨＤの中核症状の出現は学齢期以前にはじまり、成人に至っても50～70％は何らかの症状と機能障害が継続する。成長とともに多動の症状は改善するケースが多いが、不注意症状や衝動性は残存しやすい。

ＡＤＨＤの社会人においては、抑うつ症状などに伴って不適応が出現しやすい。もっとも、状況依存性に症状が変動するなど、うつ病などの気分障害としては症状が典型的ではないことが多く、通常のうつ病に対する薬物治療が有効でないことも多い。

ＡＤＨＤにおけるうつ病の頻度

ＡＤＨＤの有病率については各種の調査が行われているが、バークレーは米国における成人期の有病率を４・７％と報告している。性差については、小児期では男女比３：１であるが、成人ではほぼ1：1となる。

ＡＤＨＤの症状は、小児期でも成人期でも多動・衝動性は男性に優位で、不注意症状は女性に優位である。抑うつや不安などの症状の出現は、小児期は女児に多いが、成人期になると男女同等であると報告されている。

北米、南米、欧州、中東の成人を対象とした多国籍にわたる疫学調査によると、成人期ＡＤＨＤの24・8％が気分障害を、38・1％が不安障害を、11・1％が物質使用障害を有していたとして報告されている。

逆に、気分障害の11・1％、不安障害の9・9％がＡＤＨＤを併存し、複数の障害を有する患者も少なくなかった。米国におけるＮＣＳ-Ｒ（National Comorbidity Survey Replication）という大規模な疫学調査によれば、ＡＤＨＤを有する者３１９９名の併存障害の割合は、不安障害47・1％、大うつ病性障害18・6％、双極性障害19・4％、物質使用障害も15・2％と、かなりの高率であった。ＡＤＨＤを有する者が大うつ病性障害、双極性障害などを有するリスクは、有しないものの7倍以上であったとしている。

ＡＤＨＤにおける抑うつ、不安症状

ここで、ＡＤＨＤの中核症状と抑うつ・不安などの併存障害との関係について、昭和大学附属烏山病院で行った研究を紹介する。烏山病院では、２００８年よりＡＳＤを中心とした成人発達障害の専門外来を開設し、さらに2013年からはADHD専門外来を併設して、成人期の発達障害を積極的に診療している。このADHD専門外来を2013年1月〜8月の間に初診し、DSM-Ⅳ-TR（精神疾患の診断・統計マニュアル第4版改訂版）の診断基準に基づいてADHDと診断され、研究に同意を得られたケースを本研究の対象とした。

対象は31名（男性26名、女性5名）、平均年齢は29・7歳（標準偏差7・1）、平均教育年数は15・2年（標準偏差1・7）で比較的高学歴であった。JART（Japanese Adult Reading Test）を用いた推定IQは105・7（標準偏差8・6）で、知的な遅れは認められなかった。自閉症スペクトラム指数AQ-Jは平均28・3点で、カットオフ値（診断の境になる値）と言われる33点よりは低いものの、一般成人の平均18・5点よりはかなりの高値を示した。

烏山病院受診前に併存疾患の診断があった例が4名、何らかの形で精神科受診歴のある例は11名みられた。これらの対象者に対し、精神症状の評価として、自記式評価スケールであるSTAI（状態・特性不安検査）およびSDS（うつ病自己評価尺度）を用いて不安、抑うつ症状の評価を行った。また、CAARS（コナーズ成人ADHD評価尺度）スクリーニング版を施行して、ADHD症状を評価した。これらはいずれも日常臨床においてひんぱんに使用されているスクリーニングツールである。CAARSについては、不注意得点、多動得点、両者の合計点を指標として用いた。

この結果、抑うつ症状については、SDSにおいて平均47・0点（標準偏差11・0）であり、日本人健常者の平均点である35・0点に比すると高値で、軽症の抑うつ状態がみられた。STAIにおいては、特性不安61・2点（標準偏差11・1）、状態不安55・4点（標準偏差11・1）といずれも高い値を示した。

これらの結果は、ADHDにおいて不安障害、気分障害の併存例が多いというこれまでの報告と矛盾しない。CAARS合計点とSTAIの特性不安およびSDSには、有意な関連がみられた（それぞれ相関係数$r=0.559$、および$r=0.392$）。SDSと特性不安、状態不安は、それぞれ相関係数$r=0.854$（$p<0.01$）、$r=0.848$（$p<0.01$）と、かなりの関連を示した。これらの結果から、多くのADHD患者が日常的に不安感、抑うつ感を感じており、ADHDの特性が強い者はより強い不安や抑うつを示すことが示された。

発症の要因

ADHDにおけるうつ病や抑うつ状態の発症の要因は、生物学的基盤によるものと、環境要因によるものの双方が考えられるが、生物学的なメカニズムは十分に明らかになっていない。

一方で、小児期からのADHDによる機能障害や不適応状態が持続した結果、うつ病などの併存障害が発症しやすいと考えられている。ADHDはその障害特性から行動やコミュニケーションに問題をかかえやすく、挫折体験が多くなりやすい。

学校の教師や職場の上司から叱責や注意を受ける頻度が高く、本人の自覚上は努力をしているにもかかわらず「まじめにやらない」「ミスばかりする」と責め続けられるため、自己効力感が低下し、続発的に抑うつ症状を生じやすいのである。

このようなプロセスにより、ADHDでは、小児よりも成人において、抑うつ症状が複雑で重症になりやすい。したがって、幼児期から診断・治療介入されているケースと、思春期以降に治療を始めたケースを比べると、幼児期から介入されている場合には併存障害の発生は低いが、思春期以降に介入された場合にはより重篤な問題が生じやすいことが指摘されている。このため、併存障害の予防のためにも、早期の介入が望ましい。

3カ所でうつ病と診断

矢崎恵子さん（仮名）は40代の前半で、関西地区の国立大学経済学部を卒業した高学歴の女性である。大学卒業後、大手の電機関係のメーカーに就職し、システム設計を担当していた。私が勤務する病院を彼女が受診した時点においては、うつ病と診断されて休職中の状態だった。一方、本人は自分は発達障害ではないかと考えていたが、彼女の担当医は否定していた。

担当医からの紹介状に、診断名は、「うつ病」「適応障害」と記載されていた。紹介状の内容を抜粋すると次のようになる。

大学を卒業後、一般企業に就職して2年目から意欲が低下、ストレスが強く円形脱毛症になり、短期間休職した。その後は復職し、比較的安定した状態になった。何度か転職した後、39歳ごろより再度意欲が低下し、会社を休むことが多くなった。このためA医院を受診、抗うつ薬などが投与されたが、効果は不十分であった。

その後、矢崎さんは別のB病院を受診、さらにC病院のリワークプログラム（職場復帰のための復職リハビリプログラム）に半年あまり参加し、いったん復職することができた。ところが41歳ごろより再び意欲の低下がみられ、再度休職することになったという。本人は意欲の低下の他に日中の眠気と、片付けが苦手であることを繰り返し訴えていた。

ADHDの見逃し

当院の発達障害専門外来を受診されたとき、矢崎さんの生育歴について、再度聴取を行った。発育面では言葉の遅れがあり、2歳半までほとんどしゃべらなかったが、急に言葉が出てきたという。

小児期、友人はいたが、どちらかというと女子は苦手だった。男子とサッカーやゲームをすることが好きだった。活動的であったが、本も好きでよく読んでいた。片付けは苦手だった。

学校での成績は優秀だったが、ケアレスミスが多く、単純な計算を間違えたり、テスト用紙の裏のページを書くことを忘れたりすることがみられた。先送りの傾向がみられ、学校への提出物はぎりぎりのことが多かった。

中学は中高一貫の私立の進学校に入学、友人関係に大きな問題はなかったが、遅刻が多くなった。やはり片付けが苦手で、テストなどでは小学生の時と同様に、ケアレスミスが目立った。一方、大学生活はしばりが少なく、比較的無難に過ごせた。

大学卒業後は就職のために上京し、単身生活となった。会社ではSEとしてシステム設計にあたった。仕事そのものに大きな問題はなかったが、同僚や上司の話をしっかり聞くことが苦手だった。また日中の眠気が強く、仕事に支障が出ることが多かった。しっかり睡眠をとっても改善が見られず、居眠りがひんぱんになることもあった。就職してからも、相変わらず整理、整頓は苦手だった。

これまでの病院では何種類かの抗うつ薬が投与されていたが、ほとんど効果がみられなかった。経過からすると、矢崎さんには小児期から不注意、集中力の障害が一貫してみとめられていた。話を聞くことが苦手で指示もれが多かったが、生来の能力が高かったので、なんとか仕事はこなせていた。

さらに彼女は片付けが苦手で、物をなくすこともひんぱんにみられた。明確な多動の症状はみられなかったが、つい余計なことを言い過ぎてしまう傾向があり、これは衝動性の表れと思われた。

このように考えると、矢崎さんの診断は単なるうつ病ではなく、ＡＤＨＤであることは明らかである。だが、以前に3カ所の病院を受診しているにもかかわらず、どの医師もその点を認識できていなかったのである。

ＡＤＨＤの診断において重要な点の一つに、症状の連続性がある。矢崎さんは小児のころから、不注意でケアレスミスが多く片付けが苦手であった。これらの症状は、成人になって就職してからも持続してみられている。

もし小児期に症状がみられず、成人期に一過性の不注意さ、集中力の障害を示したのであれば、ＡＤＨＤの可能性はあまりない。他の症状も検討する必要があるが、うつ状態のために、精神面で「抑制」がかかっている可能性が大きいと思われる。

ＡＤＨＤというと、多動の症状が必ずみられるものと誤解している人も多いようである。だが実際には、典型的な多動を示すことは、それほど頻度は高くない。特に成人になると多動は目立たない場合がほとんどである。多動は成人期においては衝動性として現れることが一般的であり、矢崎さんの例もこれにあてはまる。

能力の高いＡＤＨＤの当事者は、学生時代までは自分のミスをカバーすることが可能なことが多く、不適応を示すことは比較的少ない。ところが就職して仕事を始めるようになると、以前と比べてストレスははるかに大きいものとなり、さまざまな問題が顕在化することが多い。そのような意味で、この矢崎さんのケースは典型的である。

うつ病の理系女子

発達障害の専門外来を受診したとき、岸田佳代子さん（仮名）は「優秀な女性」という印象だった。40代前半の彼女は高学歴で、東北地方にある国立大学の理系の大学院を卒業していた。

受診時、「通所しているリワークのスタッフからすすめられて受診した」と彼女は述べた。自宅療養から直接会社に復職するにはハードルが高いことも多いので、リワークはその橋渡しの役割がある。そこでは、パソコンの作業やミーティングを繰り返すことで、社会復帰への準備とすることが多い。

岸田さんは大学院を卒業後、大学の研究室、製薬企業、バイオ関連のベンチャー企業など、様々な職場を転々としていた。ただ、十分な能力を持ちながらも、いつも仕事は長続きしなかった。

28歳のとき、勤務先で上司からパワハラを受けたことをきっかけとして彼女はうつ状態となり、精神科を受診した。「うつ病」と診断されて抗うつ薬を服用するが、十分に精神状態は改善せずに退職となった。

その後も転職する先々で、上司や同僚とうまくいかないことが多かった。目の前の業務をこなすことには問題はなかった。むしろ周囲の同僚よりもかなり優秀だった。けれども、仕事のやり方に異論があると、自らの中にとどめておけなかった。同僚や上司が話をしていても、構わずかぶせて自分の意見を述べてしまうことが多かった。

上司から「そう言わずに察してくれよ」と言われても、どうしてほしいのか理解できないことが多かった。どのように働いたらいいのか、はっきりと指示してほしかった。ただ現実には、

「どうしてこんなこともわからないんだ」と叱責されることが繰り返されて、対人関係が険悪になりがちだった。

仕事においては、過剰集中の傾向が強かった。動けなくなるまで、倒れるまで働くこともあった。うまくいかない時には、思いつめて死んでしまおうと考えることもたびたびだった。ビルの屋上まで行き、そこでようやく思いとどまったこともある。そういった自分の感情のぶれを、彼女はなかなか抑えられなかった。

岸田さんは、子供のころから孤立しやすい傾向があった。友人は少なく、いつも一人で本を読んでいたことを覚えている。あや取りや折り紙など、一人遊びが好きだった。学校の勉強はできたが運動が苦手なため、よく仲間はずれにされていじめに遭った。

小学生のころには優等生として扱われていたが、生活態度は必ずしも真面目とはいえなかった。忘れ物が多く、片づけが苦手、物もよくなくした。生活面でもそそっかしく、不注意で路上で電信柱にぶつかったこともあった。

あらためて思いだしてみると、対人関係が不得手というよりも、友達が少なかったのは、すぐにカッとなりやすいためだったかもしれない。男子と本気でけんかをしたことも覚えている。

地元の中学に進学したが、あまりなじめなかった。授業中の遅刻や居眠りは多かったが、成績はやはり優秀だった。授業を聞くのが苦手で、他のことを考えたり、勝手に本を読んだりもしていた。

高校は進学校で、友人もできて比較的楽しく過ごせた。生活態度は変わらず、忘れ物が多く提出物を出せないこともしばしばだった。両親の勧めで京都の女子大に進学したが、雰囲気がまったく合わなかったため、翌年再受験をしてある総合大学の理学部に入学した。

専攻は生化学だった。研究は肌に合っていて、過剰なまでに熱中した。この時期には、周囲のことは構わずに勉強に集中できた。国立大学の大学院まで進学し、修士課程を無事に修了している。

空気が読めないＡＤＨＤ

岸田さんはひんぱんに転職したが、どの職場でも滑り出しは問題なかった。知識は豊富で作業も素早いし、やる気もあった。ヘビーな仕事でも遅くまで居残ってがんばれたので、周囲の評価も高いことが多かった。

ただ、良好な状態は長続きしなかった。多くの場合、対人関係のトラブルがきっかけとなった。岸田さんは、同僚や上司と歩調を合わせようとしなかった。場の空気が読めないと、周囲からよく言われた。後先考えないで、余計なことを言ってしまう傾向があった。

さらに、彼女の激しい仕事ぶりは、次第に周囲から敬遠されるようになることが多かった。多忙な時期には、徹夜も率先して行った。標準的な社員からすると、そうした様子は脅威に映ったようだ。

また、岸田さんは会社の中のインフォーマルなグループに所属しようとしなかった。そういったつながりを彼女は無視していたし、ある意味、軽蔑もしていた。煩《わずら》わしい人間関係にかかわらなくてよいというメリットはあったものの、そのために彼女は仲間はずれにされ、当然知っておくべき情報が伝わらないことも起きた。

周囲からの孤立とハードワークの毎日は、岸田さん自身にもストレスだった。仕事をしっかりやっていればよいと彼女は考えていたが、現実はそうはいかなかった。周囲から情報が入らないため、仕事での行き違いも生むことになった。

上司は岸田さんの仕事ぶりを評価し、時に過大な業務の割り振りをしてきた。けれども、はっきりと自己主張をする彼女をもてあますこともあった。また、他の社員とのトラブルや行き違いについて相談しても、上司は仲裁しようとしないことがほとんどだった。「同僚とうまくやれない彼女に問題がある」というのが大部分の人の考えだった。

こういう状況においても無理して仕事を継続している中で、岸田さんはやがてうつ病になるまで追い込まれたのである。精神科を受診して休職の扱いとなり、その後退職することになってしまう。回復して別の会社に転職しても、同じようなパターンを繰り返すのだった

岸田さんの問題の背後に存在しているのは、不注意と衝動性というADHDの基本的な特性である。特に職場での不適応の原因として重要であったのは、衝動的な行動パターンである。

彼女は言いたいことがあると、その気持ちを抑えることができなかった。相手が上司でも先輩

でも、主張すべきことがあればはっきりと主張した。それは彼女にとっては当然のことであったが、周囲はそうみなかった。

生意気な女だと周囲からはみられた。こうした行動は、ＡＤＨＤの特性との関連が大きい一方、伝統的な日本女性のあり方とはかけ離れたものであることも重要である。もうそういう時代ではないと言う人もいるかもしれないが、日本の会社が女性社員に求めているものは、以前とそう変化はない。

日本女性の理想とされる「大和なでしこ」は、控えめでおしとやか、一歩下がって周囲を支えるといったイメージが強い。仕事の能力はあったにもかかわらず、岸田さんの言動は大和なでしこのイメージからは遠く離れたものであり、職場には必ず存在している「空気」や「気配」とは相容れないものであった。

診断をうつ病からＡＤＨＤに変更してからは、本人も自分の特性を自覚することができた。さらにＡＤＨＤの治療薬の効果もあり、不安定さはあるものの、現在の会社での仕事ぶりは安定してきている。

第4章　双極性障害か、発達障害か

「双極性障害」とは？

「躁うつ病」とは、「躁」と「うつ」、つまり「躁状態」と「うつ状態」の両方の状態が交互にみられる疾患である。以前の疾患の分類においては、躁うつ病は、現在の「躁病」「うつ病」「躁うつ病」の三者を含む広い概念であった。また、これらをまとめて、「気分障害」と呼ぶこともある。さらに気分障害は、以前は「感情障害」とも呼ばれていた。

現在の診断規準においては、「躁うつ病」および「躁病」は、「うつ病」とは異なるカテゴリーのものとして定義されている。つまり現在の「躁うつ病」が意味する範囲は、ごく狭いものとなっている。

躁病とは、躁状態が繰り返して出現するものであるが、経過の中でうつ状態がみられない純粋な躁病は比較的まれである。これに対してうつ病は、うつ状態のみが繰り返して出現するもので、一般人口でみられる頻度は高く、ある時点での有病率（時点有病率）は3～5％である。また、一生に一度でもうつ病に罹患する割合はさらに高率であり、15％程度という報告もみられる。

躁うつ病では、通常、躁状態とうつ状態の病相が交互に繰り返して出現する。ただし、一方の病相のみが続けてみられることもある。また薬物治療などによって、躁状態からうつ状態へ、あるいはうつ状態から躁状態へ、精神状態が急に変化することも珍しくない。

躁状態、うつ状態などの病相は、治癒した時期がみられずに連続して出現することもある。一方、安定している寛解期（症状が改善している時期）がしばらく持続してから、再び出現することもみられる。躁うつ病の中で、ひんぱんに病相の交代を繰り返す例を、「急速交代型（ラピッドサイクラー）」と呼んでいる。

アメリカ精神医学会によるDSM-5（精神疾患の診断・統計マニュアル第5版）などの最近の診断基準においては、従来の躁うつ病という病名は使用されていない。これに代わって、「双極性障害」、あるいは「双極性感情障害」という病名が使用されている。しかし現在でも、躁うつ病という名称は一般によく用いられている。

うつ状態

躁うつ病で出現する「うつ状態」は、うつ病でみられる「うつ状態」と類似した症状を示すものである。うつ状態の症状から、躁うつ病とうつ病を区別することはできない。

うつ状態の具合的な内容については、前章を参照していただきたい。ただし、躁うつ病のうつ状態においては、うつ病で用いる抗うつ薬を使用すると急速に状態が変化し、躁状態に至ることがある。これを「躁転」と呼んでいる。この場合、状態の変化が急であるため、様々な問題行動やアクシデントが起こりやすいので注意が必要である。このため、躁うつ病のうつ状態においては、抗うつ薬は原則として使用しないことが推奨されている。

しかし、うつ病と思って抗うつ薬を投与したところ、躁転してしまい、実は正しい診断は躁うつ病であったことが判明するケースも珍しくない。

躁状態

うつ状態に対して、気分が爽快で楽しく、上機嫌で活動的になり、一晩中寝なくても平気で活動を続けられるような状態を「躁状態」と呼んでいる。躁状態が持続してみられる疾患が「躁病」である。

躁状態においては、爽快な気分、活動性の亢進に加えて、早口で多弁となり、考えや計画が次々とわいてくるようになることが多い。この状態が「観念奔逸《ほんいつ》」である。

思考は上滑りとなり、話していても話題が次々と変わるため、前後の文脈が追えなくなる。話のまとまりが悪く、一方的にしゃべり続けることが多い。上機嫌で話をしていても、さえぎろうとすると途端にイライラすることも多い。

また躁状態においては、「誇大妄想」が出現することもみられる。妄想の内容としては、「自分は偉大な人物である、将来総理大臣になる、事業が成功して大金持ちになる」などで、本人の空想や願望が確信に至ったものであることが多い。

躁状態においては、行動面での異常が特徴的である。患者は絶え間なく動いていないと落ち着かない。これを「行為心迫」と呼ぶ。さらに気分の高揚に伴って、以下に示すような行動上の問題が出現するケースがみられる。

たとえば、高額な買い物をして多額の借金を作ったり、ばかげた商売や株式への投資をしたりすることもある。さらに、性的な逸脱行動や、アルコール、薬物の乱用などにエスカレートすることもまれではない。

うつ病と比べると、躁うつ病の出現頻度は低く、およそ10分の1以下であると報告されている。躁うつ病の生涯有病率は約1％程度で、これは統合失調症と同様の頻度である。

発達障害との併存

第1章でも述べたように、発達障害の概念が一般的になるにつれて、うつ状態や気分の不安定さを主訴として来院した患者においても、ADHD（注意欠如多動性障害）やASD（自閉症スペクトラム障害）といった発達障害の併存を念頭に置くことが必要となってきている。

なぜなら、発達障害にはうつ病や躁うつ病といった気分障害が二次的に併存しやすいことに加えて、発達障害に気分障害が併存した症例では、定型的な薬物療法が有効ではないことが多い上に、本人の特性に合わせた診療を行う必要があるためである。

成人期のＡＤＨＤにおいては、20〜50％にうつ病が併存することが報告されている。一方で双極性障害が合併する比率については、併存率が４〜94％（平均は48％）と研究によって大きく異なっている。実地臨床においては、ＡＤＨＤと双極性障害は重複する症状が多く、横断面の症状からだけでは両者の鑑別が容易ではない。

一方、ＡＳＤにおいても、ＡＤＨＤほどではないにしろ、双極性障害の併存はまれなことではないので同様に注意が必要である。

ＡＤＨＤに併存する双極性障害の治療

ＡＤＨＤに併存する躁うつ病のうつ状態に対して、抗うつ薬の有効性はある程度は認められている。もっとも、前述したように、抗うつ薬に関しては気分の不安定さをもたらす可能性があるため、慎重な投与が必要である。

一般に、双極性障害の治療において、躁状態に対しても、うつ状態に対しても、気分安定薬と呼ばれる薬剤を使用することが多い。通常は、炭酸リチウム、バルプロ酸、ラモトリギンなどを使用するが、ＡＤＨＤが併存しても、薬剤の選択に大きな変化はない。

ＡＤＨＤの治療薬の一つ、中枢刺激薬であるメチルフェニデートの使用については、躁転や気分の不安定化のリスクが指摘されている。

うつ病や躁うつ病の治療においては、薬物療法以外に、心理社会的治療の重要性が指摘されている。ただ現在のところ、薬物療法に認知行動療法などの心理社会的治療を併用した際の効果については、十分に検証はされていない。

躁うつ病として治療を受けていたADHDの女性

ここでは、50代半ばの加藤礼子さん（仮名）の症例を呈示する。前医からの紹介状の診断は、「躁うつ病」となっていた。

紹介状の内容を記しておこう。30代より意欲の低下がみられ、寝込むほど活動性が低下する時期と、意欲が過剰に高まる時期を繰り返していた。こうした状態はそれぞれ1〜3カ月程度持続した。

30代後半より、精神科に通院を開始し投薬を行ったが、それまでと同様に、うつ状態で家事はまったくできず、何もしないで寝てばかりいる状態と、軽度の躁状態で、多弁で行動もまとまらなくなる時期を繰り返した。投薬の効果は、はっきりみられなかった。

夫と娘二人と暮らしていたが、夫の死後、精神的な不安定さが強くなり、同居する娘との言い争いもひんぱんになった。うつ状態が悪化した際には、短期の入院治療を行っている。本人がADHDを疑っているため、専門外来の受診を希望したということであった。

当院専門外来の受診時、本人の訴えは、「時間に間に合わない、片付けができない、空気が読めない、目についたものに飛びつく」といった内容で、自分の躁うつ病はADHDが原因ではないかと述べた。

加藤さん本人が言うには、このような性質は子供時代から継続してみられるという。確かに小学校時代の通知表には次のような記載がみられている。ここでは、特徴的なものを抜粋した。特に忘れ物の多さなどの不注意さは、顕著であったことがわかる。

- 小学校1年生
  飽きやすく、がまんができず、姿勢も悪い
  注意を持続することが困難で、しばしばうつぶせになる
- 小学校3年生
  忘れ物をよくする
  文字が乱雑
- 小学校4年生
  文字が乱雑で形が整わない
  社会性に欠けている
- 小学校5年生

あいかわらず、忘れ物が多い
投げやりな態度が気になる

治療の経過

加藤さんは小児期から不注意症状がみられ、忘れ物、ケアレスミスが多かった。一方で対人関係についてはあまり得意ではなく、カッとしやすい面を持っていた。

都内の高校を卒業した後、信用金庫に勤務。保険や手形についての事務作業を担当したが、ミスが多く時間がかかり、よく上司から注意をされていた。

24歳で自営業の男性と結婚し、二人の娘をもうけたが、夫との関係は安定せず、しばしばストレスを感じてうつ状態となった。うつ状態がひどいときには、ふとんからまったく出られないこともあったが、一方で気分が高揚し、意欲的となる時期もみられている。

精神科を受診した時は、躁うつ病と診断されて、気分安定薬中心の処方を受けていたが、服薬が不規則であったこともあり、薬物の効果は限定的であった。私が診療を担当するようになってから、それまでの気分安定薬に加えてADHD治療薬を追加した。これによって、不注意症状の改善がみられている。

加藤さんは生来ADHDの特徴を持っていたが、ある程度の社会適応は可能であり、重大な不適応はみられていない。結婚後における家庭生活、夫および娘との人間関係がかなりのストレスとなって、躁うつ病的な気分変動を発症する誘因となったものと考えられる。

ＡＤＨＤを見過ごされていた男性例

石原勉さん（仮名）の症例は、当初うつ病として治療をし、その後、躁うつ病に診断を変更したケースである。外来においては、うつ状態あるいは軽躁状態への対応が中心となり、背後に存在していたＡＤＨＤをなかなか見抜けなかった。

石原さんは中部地方の出身で、大学の理工系の学部を卒業し、プログラマーとして勤務していた。精神状態が不安定となったのは、27歳の時である。きっかけにはっきりしたエピソードはみられていない。

確かに仕事が多忙だったし、要領がよくないために仕事を思うようにすすめられなくて上司から叱責されることもあったが、同じような状態は以前から続いていた。

朝、急に起きることができなくなった。まったく身体が動かなくなったのである。それが何日も続いたため、会社を休職しなければならなくなり、そのまま数カ月後に退職となった。

その後も、何もする気が起きず、一日中、横になって過ごしていた。横になっているだけでなく、眠ってばかりいることも多かった。

精神科を受診したとき、石原さんははじめうつ病と診断された。オーバーワークによる「うつ」で、典型的だとも言われて、抗うつ薬の投与が開始となった。

しかし、服薬の効果はなかなかみられなかった。通院を開始しても外出する気が起こらないため、ほとんど毎日家にいた。家ではただ横になっているか、何時間もゲームばかりしていた。経済的に苦しいため、奮起してコンビニでアルバイトを始めた。自分ではがんばって働いているつもりだったが、仕事が遅いと言われてクビになった。頭が悪くなった感じだった。ものが覚えられなかった。そのため、ますます自室へ引きこもるようになってしまった。

このときの症状について石原さんは、「記憶力、考える力がなくなりました」「ものを覚えていられない、注意力が散漫で、仕事もきちんとできなくなりました」と述べている。

このようなうつ状態が持続するため、抗うつ薬の投与が続けられ、次第に量が増えていき、まもなくその効果が現れた。ただし、うつ状態が改善するだけでなく、むしろハイテンションとなった。

この時点で石原さんの担当医は、診断をうつ病から躁うつ病に変更し、抗うつ薬の投与量を漸《ぜん》減《げん》した。前述したように、躁うつ病のうつ状態に対して、抗うつ薬の投与は推奨されていない。躁うつ病において抗うつ薬が投与されているケースもみられるが、躁状態、軽躁状態をもたらす可能性があるため、使用を控えるケースが一般的である。石原さんの場合も抗うつ薬は中止となり、他の薬物が開始された。

その後、数カ月にわたり状態に大きな変化はなく、軽度のうつ状態が続いた。日常生活はこなしているものの、無気力で自宅に引きこもり、何もしない状態だった。

担当医が発達障害の可能性を疑ったのはこの時点である。石原さんに明らかな発達障害の特徴があったわけではない。けれども、慢性化したうつ状態においては発達障害の可能性を検討するべきであるという一般的な指針に従ったものである。

担当医は、小児期からの生活状況について、できるだけ詳しく聴取を行った。小学生のとき、石原さんは忘れ物がひんぱんだった。ケアレスミスも多い上に、落ち着きもなく、授業中にじっと座っていることが苦手だった。さらに思春期以降も、就職してからも同様で、不注意で些細な間違いを繰り返したり、上司の指示を忘れたりしてしまうことも珍しくなかった。

担当医は石原さんの診断をＡＤＨＤに変更し、うつ状態などはＡＤＨＤに二次的に出現したものと考えた。これにより投薬の方針も変更となり、ＡＤＨＤ治療薬が処方の中心となった。

この変更は明らかな効果をもたらした。「クスリが変わって、考える力がもどってきた」「記憶力も良くなったみたいで、いろいろなことを思い出せるようになりました」と石原さん。

その後も継続して通院しているが、うつ状態は改善して安定した状態が持続し、仕事に対する意欲ももどってきた。また、以前のようにハイテンションとなることもみられていない。

このように、石原さんのうつ病あるいは躁うつ病という診断は不正確なものだった。彼の症状の回復のためには、正しい診断を見出すことが必要だったのである。

問題行動を繰り返した一例

田中毅《たかし》さん（仮名）はフリーのライターをしていて、規模の小さい個人事務所に籍を置いている。仕事がなくなるのが心配といつも口にするが、ライターとしての能力は評価されているらしく、多少ブランクがあっても仕事が途切れることはないようだった。

初診のときから眼光が鋭い人で、態度は攻撃的だった。口調はていねいだったが、素直に医師の言葉を受け入れていない様子がみられた。

はじめ田中さんに出現したのは、パニック発作だった。30代後半のころである。仕事が立て込んだとき、特にきっかけなく、過換気の発作（過換気症候群＝不安や極度の緊張などで、呼吸が過剰な状態と、さまざまな身体症状、精神症状を示すもの）を起こして救急車で運ばれた。

その後も同様の発作を繰り返したため、精神科のクリニックを紹介されて、通院した。外来では抗不安薬、抗うつ薬などが投与され、服薬に一定の効果はみられたが、通院は不規則で発作は完全にはコントロールできなかった。

田中さんは、まとまった収入があると、すぐにギャンブルで使い果たすことが多かった。ネットで株の取り引きにのめり込み、ほとんど貯金を使い果たしてしまったこともあった。そういうときには、自分をまったくコントロールできなかった。

家庭では妻と二人暮らしだった。普段は温厚だが、些細なことで急に不機嫌となり、ものにあたることも多く、妻に対する暴言や暴力もみられた。会員制のスポーツクラブに入会しようとして窓口でトラブルになったこともある。受付の対応が悪いと激高し、その後も「ぶっ殺してやる」などという電話を繰り返しかけたため、警察に通報されてしまった。

警官が田中さんの自宅を訪れたところ興奮状態となったため、警察に保護され、そのまま措置入院となった。入院した精神科では躁うつ病と診断されて、気分安定薬と抗精神病薬が投与された。興奮状態は比較的短期でおさまり、1カ月前後で退院となっている。

退院後は、当院において外来通院を継続した。診断については、躁うつ病としては明確な病相がみられないことから、再検討を行った。特に、衝動的な問題行動が頻発していることからADHDが考えられ、生育歴の聴取を行った。

この結果、田中さんの衝動性や「切れやすさ」は小児期から継続してみられていること、また、軽症であるが不注意症状も持続的にみられることから、基本的な診断はADHDであり、これに伴って気分の変動や衝動性が出現していると考えられた。

ADHDの治療薬の投与を行ったが、十分な効果がみられなかったため、抗不安薬を中心とした処方を継続している。外来には定期的に通院しているが、やはり衝動性のコントロールは難しく、ひんぱんではないが外来の窓口などでトラブルを起こしがちな状態が今も続いている。

第5章　統合失調症という誤診

統合失調症とＡＳＤ

現在は否定されているが、かつて自閉症などのＡＳＤ（自閉症スペクトラム障害）は、統合失調症が若年で発症したものと考えられていた時代があった。統合失調症は、通常思春期から20代前半に発症し、幻覚や妄想などの特有な病的症状の悪化と改善を繰り返す疾患である。他人に関心を示さない自閉傾向や奇妙で独特の行動パターンは、両者に共通した特徴であり、一見すると類似性は大きいように思える。

けれども、今日の精神医学では、両者は別の疾患であると考えられている。自閉症などのＡＳＤは生まれながらの疾患であり、基本的な症状や特徴が年齢とともに変化することはない。統合失調症でみられる幻聴や被害妄想などの病的な体験が出現することは、まったくないわけではないが比較的まれである。

一方で、統合失調症は思春期以降の若年期に「発症」するもので、発症時期を起点としてさまざまな精神症状がみられるとともに、経過の中で社会適応の顕著な低下を示すことが一般的である（これを「人格水準の低下」と呼んでいる）。また、この発症の時期を、「屈曲点」と呼ぶこともある。

このように両者は本来は異なった疾患であるが、臨床的にはなかなか区別が難しいケースもみられ、ＡＳＤが統合失調症と診断を受けていることもまれではない。

『火星のタイム・スリップ』

米国の著名なＳＦ作家、Ｐ・Ｋ・ディックの代表作の一つである『火星のタイム・スリップ』が発表されたのは、１９６４年のことである。自閉症の少年が主要な登場人物となっているこの作品において、当時の精神医学の学説に従って、ディックは自閉症を、子供に生じた統合失調症として描写している。

前述したように、こうした見解は現在では否定されているが、ディックの筆致は鋭く、彼の描く自閉症（＝統合失調症）の世界が、現実であるかのようにも思えてくる。

このＳＦ小説は、近未来の火星を舞台としている。火星で唯一の健康食品製造業者であり密輸業も行っているスタイナーの息子のマンフレッドは自閉症のため、施設に入所していた。スタイナーは、マンフレッドの病気は母親の育て方に問題があったためと信じていた。

スタイナーは、「……子守り歌をうたうことも、いっしょに笑いあうこともなかったし、実際に子供と言葉を交わそうとはしなかった」と妻を繰り返し非難する。自閉症の原因は親の養育の仕方によるというのは誤った考え方であるが、この時代においては事実であると信じられていた。小説の主人公であるジャック・ボーレンは、スタイナーの隣人で、雇われ技術者である。ジャックは、「……自閉症は、多くの大人がかかる精神分裂病（注・現在の統合失調症）が幼児に現れたものだ」と考え、精神分裂病にかかるのは「社会によって植えつけられた衝動に耐えていくことができない人間ということ」だと確信していた。

このように、ディックがこの小説を書いた時代、統合失調症や自閉症の心因論が優勢であった。ただ、ディックが描く精神疾患の内面の世界は、おそらく実際の患者のものよりもさらに重く病的である。自閉症児マンフレッドの見る世界は、次のように描写されている。

「ガビッシュ！　骨のように白いぬめぬめしたひだでできた一匹の虫がのたくっている。……ガビッシュは、女におおいかぶさると、けだるい爛熟の美がたちまち消える。……女は咳き込んで、たくさんのごみを彼の顔に吐きかける」

ジャックはマンフレッドの心の中を探ろうとし、その心的風景に打ちのめされる。マンフレッドの感じていたものは、死の風景、あらゆる生あるものが崩壊していく過程だった。

おとなしい子供

板橋孝之さん（仮名）は、おとなしい子供だった。彼は、あまり幸福とは言えない生い立ちを過ごしてきた。両親は、板橋さんが子供のころから、しつけと勉強に厳しかった。小学校に上がる前からしっかり勉強をするようにと繰り返し言われ続け、少しでも親の思うとおりにならないと、棒でたたかれたり、罵声を浴びせられたりすることもあった。両親はこれを「教育」と考えていたが、実際は「虐待」である。

地元の公立小学校に入学。親の言うとおりによく勉強したが、成績はなかなかあがらなかった。性格的には物静かで、ほとんど友人ができなかった。クラスメートからいじめを受けることもあったが、いつもされるがままで、言い返すことはしなかった。

親の指示に従って小学4年生から進学塾に通い、ある私立の中高一貫校に合格した。レベル的には中程度の学校で、両親はこの結果に不満だったが、上位校には不合格だったため、結果的にその学校に入学することになった。この学校時代、板橋さんはやはりおとなしい孤立した存在ではあったが、大きなトラブルもなくいじめにも遭うことはなかった。

高校時代もよく勉強していたが、大学受験は失敗した。現役の時から親のすすめで予備校に通い、いくつかの大学を受けたが、どこにも合格しなかった。浪人して受験勉強を続けても、次の年もすべて不合格だったため、進学はあきらめることとした。

その後、板橋さんは、いくつかのアルバイトを転々とした。スーパーマーケットの品出し、郵便局の仕分け、町工場での組み立て作業など。ただ、どこにいっても要領が悪く仕事のペースが遅いため、ひと月ともたずに解雇されてしまった。板橋さんはそれからもアルバイトなどの面接を受け続けたが、どこにも採用されなかったため、自宅で引きこもりに近い生活を送ることとなった。

精神科受診

板橋さんが精神科を受診したのは、20代半ばのことである。「動作が遅い」「会話が奇妙だ」と親類に指摘されたため、父親が同伴して、ある大学病院の精神科を受診した。

受診のとき、髪は角刈りで一見すると年齢相応の容姿だったが、動作や振る舞いは幼いものだった。話をしているときに、視線を合わせようとしない。発言は表面的で繰り返しが多く、具体的な内容をほとんど含んでいなかった。

簡単な問いには返答するが、医師が「なぜ、どうして?」などと問いかけると、文章を構成することが難しいのか、そのまま固まってしまい答は返ってこない。「えーと、えーと」と言うことを何度も繰り返してしまう。

はっきりした幻覚や妄想はみられなかったが、長年にわたり自閉的な生活を持続していることと、基本的な生活習慣に乱れがみられることから、外来で診察した医師は「統合失調症」と診断し、投薬が開始された。

通院を開始してからも、板橋さんの生活ぶりに変化はなかった。ほとんど自宅で生活し、昼夜逆転の生活で、起きているときは一日中慢然とテレビを見て過ごしていた。

外来受診は定期的にしていたが、予約時間に遅刻することが多く、時には2時間以上も遅れて、担当医を困らすことも珍しくなかった。外来では、まれに両親に対する不満を述べることはあったが、深刻な内容ではなかった。

服薬は不規則であったため、ある時父親が厳しく服薬を促したところ、処方薬を大量服薬し、地元の救命救急センターに搬送されて入院となった。意識レベルは間もなく回復したが、その後は精神科病院に転院となった。

入院時、担当医には、「心理的な重圧が辛い」と繰り返し述べたが、具体的な内容を聞いてもなかなか返事をしようとしなかった。面会に来る母親に対しては攻撃的で、「母親は鬼、悪魔、畜生です。卑怯で残酷で極悪非道でとても人間だと思っていない、忘れようとしても忘れることができない」と板橋さんは繰り返し述べた。

入院中ストレスが強くなると、しきりに手洗いを行うようになった。その他も行動は奇異な面が強く、風呂場に無言で立っていたり、洗面器を持ったまま立ちつくしていたりすることもあった。着替えもきちんとしないなど、日常生活について一人でこなせない様子が目立った。

投薬については、統合失調症の治療薬である抗精神病薬の投与を行っても、あまり状態に変化はなかった。入院していることに対して不満が強く、「過ぎ去った時間は取り戻せない」などと訴えるようになった。「入院は辛い」と言うが、「入院していなくても辛い」と、まとまらない訴えを繰り返すのだった。

診断の誤り

板橋さんの診断については、どのように考えればよいのだろうか。当初は統合失調症と診断されている。これは、長年にわたって自宅にひきこもり、自閉的な生活を続けたことが根拠となっている。幻覚、妄想などの病的な体験はみられなかったが、他者との交流はまったくなく、社会参加もしていなかった。このような状態は統合失調症の慢性期にはよくみられるもので、病状が次第に進行して人格水準が低下しているとみなされた。

一方で、このような状態は、ＡＳＤの症状ととらえることも可能である。生来、板橋さんは対人関係が苦手で、学校時代から友人らしい友人を持つことができなかった上に、高校卒業後は長年にわたって自宅に引きこもり、家族以外との交流はほとんどない状態だった。これらはＡＳＤの特徴とも一致している。

医師との診察時の対応は独特で、拒否的な態度やひねくれた対応がみられるわけではないものの、素っ気無い表面的な様子に終始し、打てば響くというような会話が行われることはほとんどなかった。

ＡＳＤについては、「対人関係、コミュニケーション」の障害に加えて、「興味や行動のかたより、常同的な行動パターン」がみられることが診断基準で記載されている。

板橋さんの場合、その行動パターンは独特であった。話し言葉は繰り返しが多く、医師の言葉をオウム返しにすることもあった。確認行動もひんぱんで、いったん診察室を出ても必ず部屋に舞い戻り、自分の座っていたあたりを何度もチェックすることも、ＡＳＤのこだわりの症状ととらえることができる。

板橋さんの状態は、精神科を受診してから10年あまりほとんど変化がみられなかったこと、統合失調症に特有の幻聴や被害妄想などがみられなかったことを考えると、ＡＳＤと考えるのが適当と思われる。

ＡＤＨＤと精神病症状

一方、ひんぱんとは言えないが、ＡＤＨＤ（注意欠如多動性障害）において、統合失調症に類似した幻聴、被害妄想が出現することがある。海外の研究では、ＡＤＨＤの約５％において、このような精神病症状が出現することが報告されている。

ここではまず、典型的なＡＤＨＤの症例において、一過性に被害妄想などの病的な症状が出現した男性について述べたい。この症例は、以前に別な所で紹介したことがあるが、その後の経過も含めて検討したい。

佐藤幸雄さん（仮名）が、発達障害の専門外来を受診したのは、23歳のときである。母親と祖母に連れられて病院に来た彼は、小太りで穏やかな表情をした青年で、これまで長期にわたって精神科で治療を受けていたようには見えなかった。

佐藤さんには、小学生のころよりＡＤＨＤの症状が見られた。授業中に落ち着きがなく、ずっと椅子に座っていることが難しかった。理解力や学力は人並以上であったが、集中力がなく忘れ物をひんぱんにする上に、衝動的で、他の人と会話をしていても、人の話を途中でさえぎり、一方的に自分の話をすることが目立った。

9歳のとき、近くの小児科を受診し、ＡＤＨＤと診断されリタリンという薬を投与された。投薬は一時的に劇的な効果があったが、飲み忘れが多く、まもなく通院も中断してしまった。思春期になるころには自分でも気を付けるようになり、多動症状は次第におさまってきた。もっとも、不注意と衝動性は持続してみられた。小学5年生からは、自傷行為と母親に対する暴力も出現している。

高校入学後は他の生徒のからかいの対象となり、一時、不登校になっている。子供のころから鉄道が好きだったので、高校卒業後には鉄道関係の専門学校に入学し、同時期には鉄道会社でアルバイトもするようになった。専門学校を卒業してからは、鉄道に関してもっと知識を身につけたいと、ある私立大学の理工学部に入学した。

精神病症状の出現

大学入学後は対人関係に大きな問題はなかったが、授業の内容についていくのが難しかった。このため、次第に登校しないで自宅に引きこもることが多くなった。このころより、佐藤さんの精神的な変調が始まった。

「自分の考えが他人に伝わる感じがする」「お前は生きていても仕方がないと言われる」などという訴えがひんぱんにみられ、佐藤さんは中断していた精神科受診を再開し、統合失調症と診断されて抗精神病薬の投与を受けるようになった。それでもこのような症状がなかなか改善しないため、一時的に入院治療を受けたが、短期間で退院となっている。

退院後は外来通院を続けたが、通院は不規則だった。何度か不安感、焦燥感が強くなり、手持ちの薬物を多量に服用したこともあったが、大事には至っていない。

佐藤さんは、大学へ通いながら私鉄の駅でのアルバイトを続けていた時期に、家族にすすめられ、当院の発達障害の専門外来を受診した。外来では、前の病院とは異なり、ＡＤＨＤと診断された。これによってＡＤＨＤの治療薬を投与され、ある程度の効果は自覚するようになった。

だが通院は不規則で、受診日をしばしば忘れた。何時間も遅れて受診することもたびたびだった。将来について本人は、障害者雇用でなく、何かの資格をとって公務員になりたいと述べていたが、生活のリズムが不安定で、昼夜逆転に近い毎日がしばらく続いた。

だが、やがて自分の将来を真剣に考えるようになり、治療薬をきちんと服用して生活のリズムを改善し、アルバイトを続けながらソーシャルワーカーとして働くことを目標とするようになったことで、生活も安定したものになってきている。

この症例においては、児童期に多動を中心としたＡＤＨＤ症状を認め、一時薬物治療は受けたものの継続的な通院はできなかった。学校生活では重大な不適応はみられなかったが、通院が中断し、これまで十分な治療は行われていなかった。

思春期以降、多動症状は認めなくなったが、不注意と衝動性の症状は持続していた。さらに、一過性に統合失調症に類似した被害妄想や幻聴が出現したが、これらは短期間で改善しており、その後再発もみられていない。このような症例は統合失調症と診断されてしまい、ベースにあるＡＤＨＤが見逃されることが多いので注意が必要である。

「非定型精神病」とは？

統合失調症は慢性疾患であり、思春期前後に発病し、その後、長い経過をたどることが多い。急性期には幻聴や被害妄想などが活発となり、自らは病気という認識を持たないことが多いため、治療への導入に苦労するが、抗精神病薬と呼ばれる薬剤は効果がある。

けれども統合失調症においては、いったん急性期の症状が改善しても、完全に発病前のレベルまで回復することは難しい場合が多い。幻聴などの症状が持続するケースもあれば、さまざまな精神機能がレベルダウンしたまま改善しないケースもみられている。

これに対して、数は少ないが、臨床的な症状においては統合失調症に類似しているものの、病気の経過が異なり、ほとんど完全に治癒する一群も存在している。このようなケースは「非定型精神病」と呼ばれてきた。

非定型精神病においては、再発を繰り返すことが多いにもかかわらず、社会的機能がレベルダウンをすることなく回復がみられることが特徴的である。時には激しい興奮状態を示していたケースにおいても、投薬をすることなしに数日で改善する例もみられている。

アパレル店員の女性

佐々木和子さん（仮名）は、四国の生まれ。地元の県立高校を卒業してからは、洋裁の専門学校に2年間通っていた。その後しばらくは電話会社などでアルバイトをしていたが、やがて京都にいる姉を頼って地元を出た。

京都では、姉夫婦が経営していた飲食店の手伝いをして暮らした。店で知り合った男性と結婚したのは、26歳の時だった。夫の職業は寺の僧侶で、実家は中部地方にあった。夫の実家に嫁いだ佐々木さんは三人の子供を出産した。育児が一段落してからは、自宅近くにできた大型アパレル店の店員として10年近く勤務、仕事ぶりは上々だった。

初めて精神的に不安定となったのは、20代の後半だった。特に誘因はみられずに、幻聴が出現した。「カチ」「コトン」などという物音のようなこともあれば、命令するような人の声のこともあった。ただ、幻聴はひんぱんにあるわけではなかったので、放置していた。一時的に精神科を受診したこともあったが、継続して通院するには至らなかった。

その後、やはりはっきりしたきっかけはなく、不眠症と食欲不振が出現したのは、53歳の時である。それでも、アパレル店での仕事はそれまで通り続けていた。自分としては、どうして具合が悪くなったのか理由はよくわからない。

幻聴もひんぱんになった。「こっちにもどってきなさい」「行かない方がいい」などと知らない人の声が聞こえるようになった。さらに幻視もあり、家の中で知らない人の姿を目撃することもあった。同居していた長男が家に帰ると、佐々木さんは部屋を真っ暗にしたまま独り言を言い続けていた。寝かせようとベッドに連れて行っても、まったく眠る様子がなかったため、ある精神科病院を受診し、入院となった。

入院後も奇妙な行動が持続した。他の入院患者に繰り返し挨拶したり謝罪したりして回ったかと思えば、簡易トイレの尿を自らかぶることもみられた。このためしばらくの間は保護室を使用したが、次第に安定した状態となった。

このように佐々木さんは一時的に重症の精神症状を示したが、短期でかなりの改善がみられたため、この病院においては前述の非定型精神病と診断されていた。

退院していったん地元にもどったが、そこですぐに不安定となった。このため、彼女は長女を頼って上京し、当院に入院した。

入院後の経過

入院時は何事にも無反応の状態だったが、自室のベッドで土下座を繰り返すなどの奇異な行動がみられた。動作は緩慢で、何をするにもかなりの時間を要した。けれども不安定な状態は速やかに改善し、1週間あまりで保護室から一般室に移ることができた。

間もなく退院し、その後は外来受診を継続している。その間、いずれも短期間であるが、うつ状態と軽度の躁状態を何度か繰り返した。躁状態でハイテンションの時には、多弁で話が回りくどく、ものを散らかしたり、だれかれ構わず話しかけたりすることもあった。

ただし精神科への通院を続けていたこともあり、大きく調子を乱すことはなく、おおむね安定した状態が続いていた。この時期、本人が、家族から「調子に乗り過ぎている」とよく言われることがあったと話すのを聞いたため、少し詳しく生活歴について尋ねてみた。

小学生のころの佐々木さんは、いつも落ち着きがなく、よく周囲から怒られていた。また不注意でケアレスミスが多かったり、学校で忘れものもひんぱんだったりした。このような傾向は成長とともに落ち着いてきたが、大人になってからも不注意によるミスや物の置き忘れなどはしばしばあった。

また、過去に受診をした病院においては、ＡＳＤを疑われたこともあるという。もっとも佐々木さんは人なつっこい温厚な性格であり、対人関係やコミュニケーションは障害があるというよりもむしろ得意な方であった。このため、ＡＳＤという診断は否定的である。

小児期の生活歴から明らかなのは、不注意と多動の症状であり、これらはＡＳＤではなくＡＤＨＤがみられることを示している。佐々木さんのケースにおいても、ＡＤＨＤがベースに存在し、二次的な併存症状として精神病症状や感情面での不安定さを示した可能性が大きいと考えられた。

このように、幻覚、妄想などの精神病性の症状を繰り返す場合でも、背後にＡＤＨＤが認められることがあるので注意が必要であり、誤診を生じやすい。このケースにおいては、精神症状は安定しているため、投薬は行わずに経過観察中である。

第6章　パーソナリティ障害は存在しない？

「パーソナリティ障害」とは

「パーソナリティ障害」は診断基準にもある正式な診断名ではあるが、ジャーナリズムが広めた「病名」という側面も持っている。凶悪で不可解な事件の犯人に対してこの診断名がつけられたことをきっかけに、一般の人の間にも流布するようになった。けれども、パーソナリティ障害がすべて犯罪と関連するわけではない。

パーソナリティ障害は、以前は「人格障害」と呼ばれていたものとほぼ同一である。現在もっともよく知られているものが、「境界性パーソナリティ障害（ボーダーライン、境界例）」である。

かつては、境界性パーソナリティ障害は、統合失調症と神経症の中間的な状態と定義されていた。しかし、現在の一般的な使用のされ方では、健常者と疾患者の中間的な存在で、微妙にずれている人たちを指していることもある。

一般に、境界性パーソナリティ障害の人は感情的に不安定で、うつ状態になりやすい。自殺企図や自傷行為もひんぱんにみられ、手持ちのクスリを大量服薬して救急病院に搬送されたり、あるいは、リストカットやアームカットを何度も繰り返したりすることが多い。しかしながら、彼らが死亡する「リスクの大きい」自殺未遂をすることはまれである。

彼らの対人関係は安定しない。相手の感情をかき乱したり、わざと混乱を招いたりすることを起こしてしまう。たとえば、恋人の前で、わざわざ他の男性に好意のあることをほのめかしたりするのである。

さらに、人にも物事にも過度に依存するかと思うと、急に反発して攻撃的になることもある。いつも空虚感を感じており、イライラや不快な気分が続くこともある。パーソナリティ障害の患者は、自殺未遂の他にも、問題行動を起こしやすい。暴力行為、アルコールや違法薬物の乱用、派手な異性関係などである。

この境界性パーソナリティ障害に関する問題は、長い間、精神科の臨床において重要な課題であった。多くの精神療法の専門家がこの疾患に取り組み、議論が重ねられたが、最近では、これを独立した「疾患」として扱うことに疑問が持たれている。

というのは、ここでは詳細は述べないが、境界性パーソナリティ障害の一部は、実は躁うつ病の軽症型（双極Ⅱ型障害）ではないかという指摘がされ、現在ではこの主張が認められてきている。実際、境界性パーソナリティ障害とみなされた患者に躁うつ病の治療を行うことでかなりの改善がみられることが少なくない。

さらに境界性パーソナリティ障害は、発達障害、特にＡＤＨＤ（注意欠如多動性障害）との類似点が指摘されている。臨床症状についてみると、感情の不安定さ、衝動的な行動パターンなどは、ＡＤＨＤにおいても共通してみられるものである。

発達障害の視点からみると、本来はＡＤＨＤあるいはＡＳＤ（自閉症スペクトラム障害）と診断すべきケースが境界性パーソナリティ障害と診断されていることをしばしばみかける。実際の臨床においては、対人関係に問題があり衝動的な問題行動を起こすケースをパーソナリティ障害と診断してしまうことはよくみられる。これは誤診であることが多く、そうした行動の背後に発達障害の特性が潜んでいることはまれではない。

統合失調症とパーソナリティ障害

パーソナリティ障害の中には、統合失調症と関連の深いものもみられる。「シゾイドパーソナリティ障害」（次頁の【表6-1-1】）と「統合失調型パーソナリティ障害」（【表6-1-2】）である。

統合失調症でよくみられる病前の性格傾向を「シゾイド（スキゾイド）」と呼んでいる。シゾイドパーソナリティとは、あまり一般的に使用される病名ではない。具体的には、孤立し内向的で、他人と交わることを好まない、被害妄想的になりやすい、衝動的、などの症状が特徴的であるが、幻聴や被害妄想など統合失調症に特有の症状はみられない。シゾイドの正式な診断名は、「分裂

【表6-1-1】シゾイドパーソナリティ障害の診断基準。DSM-5（精神疾患の診断・統計マニュアル第5版）より

A．社会的関係からの離脱、対人関係場面での情動表現の範囲の限定などの広範な様式で、成人期早期までに始まり、種種の状況で明らかになる。以下のうち4つ（またはそれ以上）によって示される。
（1）家族の一員であることを含めて、親密な関係をもちたいと思わない、またはそれを楽しいと感じない。
（2）ほとんどいつも孤立した行動を選択する。
（3）他人と性体験をもつことに対する興味が，もしあったとしても少ししかない。
（4）喜びを感じられるような活動が、もしあったとしても、少ししかない。
（5）第一度親族以外には、親しい友人または信頼できる友人がいない。
（6）他人の賞賛や批判に対して無関心に見える。
（7）情動的冷淡さ，離脱、または平板な感情状態を示す。
B．統合失調症、「双極性障害または抑うつ障害、精神病性の特徴を伴う」、他の精神病性障害、または自閉スペクトラム症の経過中にのみ起こるものではなく、他の医学的疾患の生理学的作用によるものでもない。

病質」あるいは「シゾイドパーソナリティ障害」である。しかしこれは性格という側面が大きく、「疾患」とまでは言えない。シゾイドの人は、他人に対してよそよそしい態度を取る傾向がある。彼らは無口で一人でいることや空想を好むが、これはどちらかというと、実際の行動が苦手なためである。

　シゾイドに「病気」としての要因が加わったものが、「統合失調型パーソナリティ障害」（分裂

【表6-1-2】統合失調型パーソナリティ障害の診断基準。DSM-5（精神疾患の診断・統計マニュアル第5版）より

A．親密な関係では急に気楽でいられなくなること、そうした関係を形成する能力が足りないこと、および認知的または知覚的歪曲と風変わりな行動で特徴づけられる。社会的および対人関係的な欠陥の広範な様式で、成人期早期までに始まり、種々の状況で明らかになる。以下のうち5つ（またはそれ以上）によって示される。
（1）関係念慮（関係妄想は含まない）
（2）行動に影響し、下位文化的規範に合わない奇異な信念、または魔術的思考（例：迷信深いこと、千里眼、テレパシー、または〝第六感〟を信じること；子どもおよび青年では、奇異な空想または思い込み）
（3）普通でない知覚体験、身体的錯覚も含む。
（4）奇異な考え方と話し方（例：あいまい、まわりくどい、抽象的、細部にこだわりすぎ、紋切り型）
（5）疑い深さ、または妄想様観念
（6）不適切な、または収縮した感情
（7）奇妙な、風変わりな、または特異な行動または外見
（8）第一度親族以外には、親しい友人または信頼できる人がいない。
（9）過剰な社交不安があり、それは慣れによって軽減せず、また自己卑下的な判断よりも妄想的恐怖を伴うことがある。
B．統合失調症、「双極性障害または抑うつ障害、精神病性の特徴を伴う」、他の精神病性障害、または自閉スペクトラム症の経過中にのみ起こるものではない。

病型人格障害）である。これは統合失調症との関連が大きく、その前駆状態（発症直前の状態）にあたるケースもみられる。パーソナリティ障害と名づけられているが、実際は「疾患」と考えるべきものも多い。

統合失調型パーソナリティ障害においては、外界に対する認識の歪みがみられ、そのあり方は統合失調症と類似している。この障害は、以前は「潜在統合失調症」「偽神経症性統合失調症」などと呼ばれていたものに一致している。

また症状面の特徴としては、どことなく風変わりで、過敏なところと鈍感なところが混在している。理由なく信心深かったり、テレパシーや第六感などを信じていたりすることがあり、このような傾向を「魔術的思考」と呼んでいる。

彼らに、はっきりとした幻覚や妄想はみられないが、それに近似した体験が散発することはある。感覚が鋭敏で、疑り深いことも多い。話し方は曖昧で回りくどく、対人関係は乏しいか、ほとんど親しい人がいないこともある。そのため社会的に孤立していることが多く、友人はごくわずかである。こうした特徴があっても、このタイプの患者の一部においては、何らかの社会生活を営むことが可能な人もいる。一方で社会的な関わりを拒否し、長期の引きこもりに至るケースもみられる。

注意する必要があるのは、シゾイドパーソナリティ障害、統合失調型パーソナリティ障害とも、症状面においてＡＳＤ、ＡＤＨＤなどの発達障害、特にＡＳＤとの重なりが大きい点である。これまで述べてきたように、ＡＳＤでは対人関係の障害は主症状であるし、ＡＤＨＤにおいても対人関係の障害を訴えるケースはまれではない。そういう意味からも、これらのパーソナリティ障害と両者との類似点は大きく、診断に迷うこともある。

ＡＳＤにおけるパーソナリティ障害の症状

ここで、成人期のＡＳＤを対象にして、統合失調型パーソナリティ障害の症状を検討した結果を報告したい。ＡＳＤの性格特徴を把握するために、55例の知的障害のないＡＳＤ患者（18〜49歳）を対象として、自閉症スペクトラム指数（ＡＱ）、アイゼンクパーソナリティ尺度（ＥＰＱ）、統合失調症型パーソナリティ尺度（ＳＰＱ）を施行した。次頁の【表6-2】に、対象としたＡＳＤおよび健常者の性別、年齢、教育年数を示した。

ＡＱとは、知的な遅れがない成人に対して自閉症傾向を評価するための自記式質問紙で、50問からなり、バロン・コーエンら（２００１）により開発されたものである。50点満点で、33点以上はＡＳＤの可能性が高いとされている。この結果、ＡＳＤ群のＡＱは中央値38点、健常者では16点で、統計学的に有意な差が認められた。

ＥＰＱは、パーソナリティ傾向を評価するための自記式質問紙で、１００問からなり、アイゼンクら（１９７５）により開発されたもので、3領域（神経症性スケール、精神病性スケール、外向性スケール）から構成されている。この結果、ＡＳＤ群では健常者と比較し、精神病性スケール、

【表 6-2】対象とした ASD および健常者。両群間に性別、年齢、教育年数に有意差なし

	アスペルガー症候群（55 例）	健常者（57 例）
性別	男性　36 例 女性　19 例	男性　35 例 女性　22 例
年齢	中央値　27.0 歳 （18 歳～49 歳）	中央値　28.0 歳 （20 歳～52 歳）
教育年数	中央値　16.0 年 （11～18 年）	中央値　16.0 年 （11～18 年）

【表 6-3】アスペルガー症候群と健常者における SPQ 得点の比較。Mann-Whitney の U 検定

SPQ（統合失調型パーソナリティ尺度）	アスペルガー症候群（n＝55）		健常者（n＝57）		z	p
	中央値	最小値-最大値	中央値	最小値-最大値		
総得点	42.0	8-68	9.0	0-33	−8.323	0.000
関係念慮	4.0	0-9	0.0	0-4	−7.246	0.000
社会不安	7.0	0-9	3.0	0-7	−6.946	0.000
奇異な信念・魔術的思考	2.0	0-7	0.0	0-4	−3.570	0.000
異常知覚体験	2.0	0-9	0.0	0-4	−4.698	0.000
奇妙で風変わりな行動	5.0	0-7	0.0	0-4	−8.066	0.000
親しい友人の不在	5.0	0-9	0.0	0-5	−7.609	0.000
風変わりな話し方	8.0	2-9	2.0	0-8	−7.620	0.000
感情の狭さ	6.0	1-8	1.0	0-5	−7.985	0.000
疑い深さ	5.0	0-8	0.0	0-7	−6.980	0.000

【表6-4】AQ総得点とSPQ得点の相関関係。Spearmanの相関係数

SPQ（統合失調型パーソナリティ尺度）	アスペルガー症候群（n＝55）		健常者（n＝57）	
	AQ総得点	p	AQ総得点	p
総得点	0.53	0.000	0.51	0.000
関係念慮	0.34	0.011	0.33	0.011
社会不安	0.65	0.000	0.45	0.000
奇異な信念・魔術的思考	0.26	0.058	0.12	0.357
異常知覚体験	0.32	0.018	0.08	0.534
奇妙で風変わりな行動	0.34	0.011	0.02	0.882
親しい友人の不在	0.51	0.000	0.47	0.000
風変わりな話し方	0.40	0.002	0.42	0.001
感情の狭さ	0.43	0.001	0.35	0.008
疑い深さ	0.27	0.043	0.18	0.175

神経症性スケールが統計学的に有意に高値で、外向性スケールが有意に低値であった。

ＳＰＱは、統合失調型パーソナリティ障害を評価するための自記式質問紙で、74問からなる。レイン（1991）により開発され、下位スケールは9領域（関係念慮、社会不安、奇異な信念・魔術的思考、異常知覚体験、奇妙で風変わりな行動、親しい友人の不在、風変わりな話し方、感情の狭さ、疑い深さ）から構成されてい

る。関係念慮とは、周囲で起きた出来事を自分と結び付けてしまう症状で、被害妄想に発展しやすい。

P118の【表6-3】に示すように、健常者と比較してASD群においては、SPQの総得点およびすべての下位スケールにおいて高得点を示した。つまり、ASDは統合失調型パーソナリティ障害に症状の面で似ているのである。

さらにP119の【表6-4】は、ASD特性の指標であるAQ得点とSPQ得点の関連を示したものである。ここにあるように、ASDにおいてはAQとSPQの関連が大きいことがわかる。この結果も、ASDと統合失調性パーソナリティ障害が、臨床症状において類似性が大きいことを示している。

社会の中の発達障害

かなりの能力を持っていても、社会の暗黙のルールを認識しそれをこなしていくことは、発達障害の特性を持つ人にとっては容易なことではない。もちろんこのことは一般の人においても高い壁になるかもしれないが、彼らにとっては遥かに高いハードルである。

発達障害を持つ人はある意味、周囲の人には傲慢にうつりやすい。というのは、他人のことを気にしないで、一方的に自己主張する傾向があるからだ。これはASDでもADHDでも起こることである。

ＡＳＤの人はそもそも周囲の思惑を気にしようとすることが少ないし、ＡＤＨＤの人は他人を無視して自分の考えを主張することが多いからである。このような特徴から彼らは、パーソナリティに偏りがあるとみなされやすい。

もし彼らが他に抜きんでていて、圧倒的な実力やパワーを持っていれば、それでも何とかやっていけるかもしれない。実際、周囲と大きな軋轢《あつれき》を重ねながらも成功者となった発達障害の人は存在している。一部の政治家や軍人、あるいは特異な才能を持った科学者や芸術家はこのケースにあてはまることがある。ＡＳＤの傑出人としては、フランスのド・ゴール元大統領、哲学者のヴィトゲンシュタインら、ＡＤＨＤでは、作曲家のモーツァルト、発明家のエジソンなどが知られている。

しかし多くの場合は、そうはいかない。周囲は彼らの意見を聞こうともせず、切り捨てるか無視する。さらに生意気な奴だと言わんばかりに、集団から排除してしまうことが、学校でも職場でも起こりうるのだ。

当事者は孤立し、さらに同じような失敗を繰り返すことによって、本来の性格が変わってしまい、何事にも自信がなくなり、引きこもりに近い状態にまで至ってしまうことも珍しくはない。

ＡＳＤとＡＤＨＤを比較してみると、物理的にも心理的にも、より動きが激しいのはＡＤＨＤである。彼らは、ひとところにじっとしていることを好まない。絶えず動いていて変化を求めてしまう。変化の中だけに快楽を感じるからである。

そのため、時にはかなり無茶な行動も、衝動的に起こしてしまう。それは異性関係のこともあれば、薬物やギャンブルへの依存につながることも起きやすい。そもそも彼らはトラブルメーカーであり、そうした行動パターンを周囲が受け入れてくれるのであれば彼らの個性は生きてくるが、一方でまったく冷遇されてしまうことも珍しくない。

ここでは、当初シゾイドパーソナリティ障害と診断された発達障害の男性例を紹介したい。もともとの能力はありながら、対人関係における失敗を重ねる中で次第に孤立化し、社会からはじきとばされることとなった。

生い立ち

矢部康則さん（仮名）は、いつも淡々と自分の不幸さを物語る人だった。20代後半の男性である。都内のある有名私立大学を卒業しているが、定職にはついていないし、これまでも「真っ当な」社会生活を送った時期はごく短時間しかない。

本人の話によれば、ネット上で占い師として収入を得ていて、一時はかなりの人気者でテレビに出演したこともあったという。確かにそうした話は嘘ではなかったけれども、生活できるほどの収入を得ていたわけでもなかった。

矢部さんは、「自分自身、以前からＡＤＨＤとボーダーを持っているのではないかと思っていました」と述べ、自らの家族の問題について語ることが多かった。彼によれば、家族はみな何らかの精神疾患の症状があったという。

「父は強度の人格障害を持っていて、アルコール依存とDVを繰り返し行い、家族全員ケガをさせられていた。父はボーダーでもあると疑っている。怒りの感情が起こるたびに、包丁を取り出して周囲の人を脅していた」

「母はアスペルガーで強迫観念を持っていた。幼少のころ、保育園へバスで行くとき、母は家のドアの鍵が閉まっているかどうか、10分以上もチェックしないと外に出られなかった。人のことを配慮しないで、ずっと話し続けてよく人を怒らせていた」

「姉は人格障害であると、医者に診断されていました。リストカットを繰り返し、包丁を持ち出して自殺してやると叫ぶのが日常茶飯事でした。今も病院に通っています」

子供の頃より、矢部さんは父親からひんぱんに暴力を受けていた。耳から出血するほど殴られたこともあった。一方で、家族からも教師からも、「落ち着きがない」「机が汚い」「協調性がない」などとしばしば指摘された。家では、父親からよく怒鳴られていた。物を捨てずにおいていると、「部屋が汚い」とひどく殴られることもあった。

学校では、物をなくすことがひんぱんだった。「きれやすい」子供で、些細なことでいらついて物にあたった。リコーダーや靴を人に向けて投げることもあれば、行動が衝動的で、いたたまれずに教室から飛び出して逃げてしまうこともみられた。周囲の生徒と折り合いが悪く、クラスメートと良い関係をつくることができずに、いじめられて一人でいることも多かった。

何事にも集中することは苦手だった。本を最後まで読むことが難しかった。このため、勉強は嫌いではなかったが、思うようにできないことが多かった。じっとしているのも苦手だった。整列しないといけない場面でも、急に走り出してしまうことがあった。何かしていないと落ち着かず、髪の毛を抜き続けることもあった。

思春期から

思春期以降、矢部さんは、対人関係で苦しい思いをすることがさらに増えた。親しい友達でも、だれかと一緒にいるときには、見捨てられるのではないかという不安が強かった。相手が自分の思うように動いてくれないと、すぐに不信感を感じて攻撃してしまうこともあった。

高校生になっても家族との関係はうまくいかなかった。学校でも孤立することが多かったため、中退し、通信制の高校に転校した。それでも受験勉強はがんばって成績が上がり、都内にある有名私立大の文学部に合格することができた。

ただ、大学時代もあまり良い記憶は残っていない。この頃、不眠症が悪化し、初めて精神科を受診して投薬を受けるようになった。同じ時期、子供時代に父親から受けた暴力のシーンがフラッシュバックするようになった。

就職してからは、プライベートだけでなく、職場においても対人関係が安定しなかった。いらつくとすぐに相手を攻撃してしまい、その結果職場にいづらくなって退職することを繰り返した。

こうした点から矢部さんは、自分は人格障害ではないかと感じるようになった。

矢部さんは、その後も職場を転々とした。警備員のアルバイトをしたり、家電量販店、スポーツセンターなどで正社員として働いたこともあったが、どこの職場も長くてせいぜい半年程度しか続かなかった。

精神科受診

29歳のとき、久しぶりに精神科を受診した。受診時、矢部さんは、「いつもイライラして眠れない。家族との嫌なできごとを思い出してしまう」と訴えた。話しぶりは落ち着いていて、興奮するような様子もなかった。

「毎日、とても辛いです。いつもイライラして、すれ違う人と肩がぶつかると、つい怒鳴ってしまいます。けんかになったこともありました。眠れないのは、このイライラのせいかもしれません」

「体調が悪く仕事ができないため、生活が困窮して役所に相談に行ったら、生活保護を受けた方がいいと言われた。ケースワーカーの指示で父と姉に連絡をしたら、ひどいことを言われた。お前のせいで家がめちゃくちゃになったと」

「人に言われたことは全部映像で残っています。それがフラッシュバックして辛いです。人の感情はわかるけど、他人は自分の感情をわからない。人に対して関心はある」

「数字にこだわりがあります。ＩＤ番号などで好きな数字がとれないと、とても不愉快になることがあります」

「独り言は、子供のころからありました。自分の中の理想が頭の中にあって、声を出さずに口だけ動かしてマスクをして、人から見られないようにしていました」

初診時に担当した医師は、「シゾイドパーソナリティ」と「適応障害」と診断した。カルテには次のように記載している。

「意識は清明で穏やか、礼節は保たれている。些細なことでイライラしてしまうが、躁状態というよりは、周囲への過敏な感覚と家族とのコンフリクトによるストレスで、被刺激性が亢進している」

「物事の奇妙な意味づけもある。人格水準は保たれているが、社会適応は困難な状態が続いている。発達障害よりも、シゾイドパーソナリティが考えられる」

治療経過

その後、矢部さんには、外来で少量の抗精神病薬が投与された。これによってフラッシュバックは改善がみられた。だが、イライラについては、あまり変化はみられなかった。さらに、自分はあくまで発達障害だと主張するため、別の医師が外来を担当することになった。

発達障害に詳しい医師が矢部さんを診察した結果、児童期より不注意、多動が継続してみられると判断され、診断はＡＤＨＤに変更となった。この診断結果に彼は満足した様子だった。

実際、矢部さんには、子供時代より不注意さと多動傾向がみられ、成人になって多動傾向はおさまったものの、不注意さは持続していた。忘れ物をしたり、約束を忘れることはひんぱんだった。また、人の嫌がることまで言い切ってしまう傾向があり、言動について衝動的な面もみられていた。

やがて矢部さんは、通常の外来治療だけではなく、集団療法を受けることを希望してきた。これは10名あまりのＡＤＨＤ患者をメンバーとして集め、ＡＤＨＤの症状についてよく理解するとともに、生活面での課題に対して対応策を考えるため、メンバーの間で討論を繰り返すことを中心とした治療法である。

このグループの中では、他のメンバーより発言も多く人当たりもよかった。自ら対人関係が苦手と言っていたが、むしろよく知らない相手に対しても、調子がよく距離が近すぎる傾向があった。「ぼくは占い師だから、ぼくの目をじっと見ていると何を考えているか伝わってしまいますよ」と急に言うこともあった。

ただ、その後のグループの話し合いの中で、矢部さんは同性愛の指向があることが明らかになる。特定の男性メンバーと親しくなったが、この「恋愛」によって彼は突然感情的に不安定となり、グループへの参加ができなくなった。矢部さんは「交際相手」の交友関係を不安に感じて攻撃的となり、不安定な状態になってしまったのだった。

まもなく矢部さんは突然行方をくらました。消息がわかったのは、警察からの問い合わせによるものだった。彼は地元にもどったが、そこで禁止薬物を乱用して警察に逮捕されたのだった。

「反社会性パーソナリティ障害」

「反社会性パーソナリティ障害」はパーソナリティ障害の一つであり、いわゆる「サイコパス（精神病質）」との重なりが大きいものである。昨今、「サイコパス」は精神医学の用語というよりも、一般用語として使用されることが多くなっているようだ。ただ、元々のサイコパスの定義は、「性格の偏り」を意味するもので、「異常性格」の総称であった。必ずしも「犯罪性」の特性に限定したものではなかった。

サイコパスは正式な病名ではない。だが、かつての精神科では、「精神病質」という診断名が使用されることがあった。サイコパスの俗称として、「パチー」という呼び名が用いられることもあった。サイコパスには、感情面と対人関係の障害と社会的な異常性がみられる。

サイコパスという言葉からは、猟奇的な連続殺人犯を思い浮かべてしまいがちであるが、それらはサイコパスのごく一部である。最近の研究においては、多くのサイコパスがわれわれの身近で生活していることが指摘されている。

実験心理学と認知心理学の分野でサイコパスを研究してきたカナダのロバート・D・ヘアは、サイコパスがありふれた存在であることを強調している（『診断名サイコパス』ハヤカワ文庫）。

ヘアによれば、彼らは良心や他人への思いやりに欠け、罪悪感も後悔の念もなく社会のルールを破り、他人の心を裏切り引き裂く行動をとる。サイコパスの犯罪行為においては、「楽しんで」、あるいは「喜んで」犯罪を起こす傾向があるのが特徴的である。つまり、犯罪や反社会的な行為を「快楽」として感じているというのである。

サイコパスはある時発症するわけではなく、生まれた時からそうであるというのが適当であり、小児においても、大人のサイコパスに相当するケースは存在している。

現在の精神医学においては、サイコパスという診断名の代わりに、「反社会性パーソナリティ障害」という病名が使用されている。これはサイコパスとほぼ一致する内容である。

ところが、反社会性パーソナリティ障害と診断された人の中に、しばしば本来の診断は発達障害である人が含まれている。これについては、次の項目で具体例をあげたい。

薬物依存の一例

過去に反社会性パーソナリティ障害と診断されたケースをあらためて検討すると、発達障害の特性がしばしば見出される。以前、他の書籍で紹介したことのある症例であるが、薬物依存がみられた長坂隆さん（仮名）もそういったケースである。

長坂さんは、二度殺人事件を起こしていた。一度目は、未成年の時、不良同士のいざこざの際に相手を殴り殺し、そのために、少年院に入所した。

二度目の殺人は、ある精神科病院の中でのことだった。原因は些細なもので、自分の洗濯物が物干しからなくなり、他の患者の洗濯物が干してあったことに腹を立て、その相手の患者の顔や腹を見境なく殴ったのだ。相手は意識不明の状態となり、救急病院に収容されたが、内臓破裂で死亡した。

長坂さんは、シンナーの常習者だった。シンナーに酩酊して興奮し、傷害事件を何度も繰り返していた。東京の三多摩地区の生まれで、旋盤工でアルコール好きだった父親を早くに亡くしていた。母親と二人暮しであったが、母親には軽度の知的障害があり、読み書きにも不自由していた。姉二人はすでに結婚して、家を出ていた。

子供の頃より粗暴で、その地域の問題児だった。中学時代より地元の不良グループに入り、けんかや校内暴力を頻回に起こした。自宅でも、特に母親に対して、少しでも気に入らないことがあると、ベルトの金具も使い殴る蹴るの暴行を加えた。中学三年の時には、恐喝と傷害のために補導されている。

中学卒業後、一時塗装工として働いたが、シンナー吸引の常習者となり、すぐに仕事はやめてしまう。このため数回、鑑別所に入所したが、出所しても、シンナーの乱用や粗暴な行為は以前と同様にみられた。

何度も問題を起こした彼を、警察は徐々に相手にしなくなった。そのため、長坂さんはシンナー乱用者として、精神病院を転々とすることになった。病院の中でも彼は荒れた。小さなトラブルですぐに激昂し、他の患者につかみかかったり、殴りかかったりすることがひんぱんにみられていた。

長坂さんには、はっきりした幻覚や妄想は出現していない。ただ衝動的で粗暴な行動が目立った。けれども、いくら大量の投薬をしても、その粗暴な行為をコントロールすることはできなかった。入院中の病院で保護室を文字通り破壊し、自宅にいる時、通行中のオートバイや納涼会のテントに向って理由なくバットで襲いかかったこともあった。

彼に対しては、大量の抗精神病薬の投与とともに、頻回に電気ショック療法が施行されていた。だがその効果は一時的でしかなく、しばらく経過をみていると、再び粗暴な行動に至ることを繰り返した。

正しい診断は？

この長坂さんの症例をどう考えればよいのだろうか。これまで長坂さんは、シンナー依存と反社会性パーソナリティ障害と診断されていた。あらためて検討してみると、長坂さんにはADHDが伴っていたのではないかと推定できる。

第2章でも述べたが、「破壊的行動障害のマーチ」という考え方がある。これは、小児期のADHDから出発して、次第に反社会的な行動障害まで進展するケースについて述べたものである（P35）。

ＤＳＭ−５（精神疾患の診断・統計マニュアル第５版）の診断基準の中で、反抗挑戦性障害（ＯＤＤ）、間欠性爆発性障害（ＩＥＤ）、素行障害（ＣＤ）、反社会性パーソナリティ障害という、衝動的な問題行動を示す疾患が記載されているが、これらにＡＤＨＤを加えて、「破壊的行動障害（ＤＢＤ）」と総称されている。

こうした障害が個人の成長発達のプロセスの中で連続的に進展していく場合を、「ＤＢＤマーチ」と呼んでいる。不注意や多動というＡＤＨＤの特徴は、「反抗的」と誤解されやすく、大人に叱責・拒否されるという体験は子供にとっては深刻で、二次障害が生じやすく、さらなる反抗に至りやすい。

つまり、ＡＤＨＤによる問題行動が、本人を取り巻く環境の影響のために次第に進展、重症化していくものが、ＤＢＤマーチであり、状態によって反抗挑戦性障害、間欠性爆発性障害、素行障害の診断が付けられるのである。

改めて考えてみると、この長坂さんのケースはＤＢＤマーチにあてはまる。子供のころから落ち着かず衝動的であった彼はＡＤＨＤの診断がつけられる。その彼が周囲の無理解から反抗を重ねてついに重大な事件まで起こしたと考えるのが適当であろう。彼のＡＤＨＤの特性を見抜き適切に対処をしていれば、あるいはこのような進展を防ぐことができたかもしれない。年齢を重ねるとともに長坂さんの衝動性は改善しているが、それでも精神科における入院は継続中である。

第7章　摂食障害だけではない

「摂食障害」とは

いわゆる拒食症と過食症を合わせて「摂食障害」と呼んでいる。この摂食障害という病名は、今ではかなりポピュラーなものとなった。拒食症と過食症はそれぞれ単独で出現することも、両方が併存することもある。

拒食症は診断基準などにおいては、「神経性無食欲症（神経性やせ症）」と呼ばれていたが、現在この病名は一般的とは言えなくなっている。というのは、拒食症においては、実は食欲はないのではなく普通に保たれているからだ。

拒食症が重症化すると、極端に体重が減少し、身体的に衰弱し死に至ることも起こりうる。重症例では、成人の女性において、体重が20キロ台ということも珍しくないが、本人はどんなに体重が減っても平然としていることが多い。

過食症については単独でみられることもあるが、拒食と組み合わさっているものや、他の精神疾患に伴って出現するケースもある。過食症の中で、体重の増加を防ぐために嘔吐を繰り返したり、下剤や利尿剤をひんぱんに使用したりするケースを「神経性大食症（神経性過食症）」と呼んでいる。

摂食障害の患者自身は自分の病気に心底苦しんでいるというよりも、「体重と命」に関するゲームを楽しんでいるように感じられることがある。そもそも相当やせが目立つ症例においても、彼らは自分が「病気」であるという認識を持っていないことが多い。このため本人は周囲の忠告を無視して、かなりの運動をするなどして体重を減らすという試みに没頭する一方、奇妙な食行動を示すことがある。

彼らはしばしば、他人の食べ物を盗む。病院で他の患者のおやつを盗食することもあれば、スーパーなどで万引きすることも珍しくはない。十分なお金を持っていても、万引きが止まらない例もある。

何度も警察沙汰になっても、どうして万引きを繰り返すのかと聞くと、「食べてもすぐに吐いてしまうのだから、わざわざ買うのはもったいない」と話す女性もいた。

現在、摂食障害からの回復に、確実な治療法は存在していない。特に、拒食症については、薬物療法の効果は限定的である。体重の減少が極端な場合、生命の維持のためには、入院治療による栄養分の補給が必須となる。しかし彼らはこれに激しい抵抗を示すことも多い。

一方で過食症は、拒食症よりも少し後の時代になってその存在が明らかとなった症状である。通常、過食は拒食とペアとなって現われることが多い。患者は思いっきり食べ物を食べてから、それを一気に吐き出してバランスをとる。このような無駄な食べ物の使用は、ある程度経済的に豊かな世界でないと存在しえないものだろう。

ここでは、摂食障害と診断され万引きを繰り返していたが、実は背景にADHD（注意欠如多動性障害）が存在したケースを紹介する。このケースは、摂食障害以外にもさまざまな併存症がみられたものである。ADHDの合併症を考える上で興味深い症例であるため、詳細に述べておきたい。

家族関係

三枝薫さん（仮名）は、都内世田谷区の生まれ。二人きょうだいの長女で、2歳違いの弟がいる。一家は、母方の祖父の影響が大きかった。祖父は医薬品関係の企業の会長を務める人物で、一家の精神的な支柱だった。

子供時代の彼女は、SEをしていた父親と接する際に強い緊張を感じ、父親の目を見て話すことができなかったが、このことは現在でも続いていた。父親は金銭的にも細かく、学費について、「誰の金で生活できると思っている」と厳しく言われたこともあった。

祖父は、自分自身には厳しいが他人に対してはおおらかで、社会的地位も高く尊敬している人物であった。一方で祖母は、三枝さんに対して過保護、過干渉な面があった。

このため、彼女は祖母と接する際にストレスを感じることが多く、時に強く言い返したりすることもあった。大学生である弟との関係は良好で、友人のように仲が良かった。

三枝さんの通った小学校は、私立の有名大学の附属校である。小学4年生の時には、父親の仕事のために一時ヨーロッパで生活していた。中学は系列の学校に内部進学し、一時いじめを受けた時期はあったが、大きな問題もなく過ごし、卒業後はやはり系列の高校に進んだ。

発症

高校生になってから、特にきっかけなく不安感が強くなり、感情面で不安定になる傾向が強くなった。また、高校2年生のころからはこだわりが強くなり、身支度に必要以上に時間をかけるようになった。

一つには清潔さへのこだわりがあった。服を汚してしまうのではないかという不安がみられたため、同じ洋服を何枚も買うようになった。さらに、ドアの戸締りを繰り返し確認する行為も出現している。

この当時三枝さんは目立つ容姿のため、街で芸能事務所にスカウトされ、モデルとして雑誌に掲載されたこともあった。けれどもこの仕事がきっかけとなり、周囲のモデルと自分を比べて、「自分は細くやせていなければいけない」と考えるようになった。

高校3年になり、本人は服飾系の専門学校に進学を希望したが、4年制の大学に行くことを求める父親に反対されて断念した。結局、現役では志望校に合格しなかった。浪人をしていた頃、受験や成績に対するストレスから食事がとれなくなった時期がみられた。またこの当時より、スナックや菓子などへの偏食と体重の減少が目立つようになった。

二浪してある有名な私立大学に合格することができた。だが、目当てにしていた教官が異動することを知って、その大学への進学は自らやめてしまった。このころから三枝さんは、自分の食事に必要以上に凝《こ》る傾向がひんぱんになり、食費が月に10万円以上かかることもあった。また、様々なことの確認や清潔さへのこだわりも強くなり、入浴に3時間、手を洗うのに30分以上かけることもあった。身支度の確認のために、家の玄関を出た後にすぐにもどることを繰り返して外出ができないこともあった。

中でも食事に対するこだわりは特に強かった。自ら食材を取り寄せて一日中料理を作るようになった。また同じ時期より、近隣の商店での万引きが始まった。万引きするのは数百円の菓子類や飲み物で、小遣いで買えないものではなかった。

翌年、最終的に三枝さんは、祖父が役員をしていた大学の理学部に入学した。大学生活自体は、予想していたものより新鮮で楽しかった。だが周囲との年齢差があることや、役員の親族として特別扱いされることがストレスで、また出席状況などが常に祖父に報告されていることを重荷に感じるようになった。

こうしたこともあって、徐々に不安感が強くなり、大学に登校しても、「周りに知らない人が来ると怖い」と言って、図書館などで一人で過ごすことが多くなった。

大学2年の6月頃から学校に行かなくなり、ほとんどの時間を自宅で過ごすようになった。同時に、以前にも増して食物へのこだわりが強くなり、外で食事ができなくなった。

自宅で料理をしていると、不安な気持ちは落ち着いた。ただ、次第に自分の近くにいつも食べ物がないと不安が強くなり、家にストックしてある食べ物が減ると動悸や発汗が出現するようになった。

症状が悪化する

このように、三枝さんは食材を大量に購入しては、台所の引き出しや冷蔵庫に詰め込んだ。そして、昼夜かまわず一日中料理を作るようになった。かなりの食材を余らせて腐らせてしまうことも多かったが、捨てなければいけないと思ってもなかなか処分できなくなった。

母親が注意すると、イライラして大声を上げ、母親に対し皿などを投げることもあった。この時期より、過食をしてその後に自己嘔吐を行うことが次第に多くなっている。

家に引きこもってから約一年後には、まったく食べられない時期が増えた。それとともに、大量の食べ物を発作的に万引きして、警察に保護されることがひんぱんになった。このため罰金刑を受けたこともあった。

ある時、いつものように、スーパーマーケットで食料品の万引きをした。この時は、2週間あまり警察署に勾留された。保釈は認められたが、最終的には万引きを繰り返して反省がないと判断され、裁判では執行猶予付きの懲役刑の判決がくだされた。

警察に勾留されている期間、三枝さんはほとんど食事が摂れなかった。このため体重が10キロ以上減少して36キロまで落ちた。自宅に戻ってからは食事ができるようになり、体重は次第に増加したが、一人部屋にこもるようになった。家で彼女は、料理を作ることばかりしていた。

精神科受診

警察を釈放されてから、三枝さんはある大学病院の精神科を受診した。それ以後、外来で薬物治療を継続したが、本人が来院せず母親が代わりに受診することが多かった。抗不安薬などの服用により、強い不安感は減少したが、一方で食事に対するこだわりや様々な確認癖については改善がみられなかった。

精神状態は一進一退で、なかなか自宅での引きこもりは変化しなかった。家族は入院治療を希望したが、本人が拒否したため実現しなかった。精神科を受診した年の3月ころからは、母親と会話をする頻度が多くなり、それとともに徐々に家族とテレビを見たり、一緒に過ごしたりする時間が増えた。

さらに4月に入ってからは、急に調子が良くなり、趣味の音楽や映画を楽しめるようになって、部屋にこもることも少なくなった。しかし、4月下旬になり、単身赴任をしている父親が連休中に実家に帰宅することが決まってから、三枝さんは不安定な様子になった。

4月の下旬、彼女の様子は目に見えておかしくなった。目つきが鋭くなり、動悸や下顎の震えが出現して落ち着かなくなり、足踏みを繰り返すことが頻発した。このような「発作」が治まらない時には、衝動的に過食したり壁に頭をぶつけたりするなどの自傷行為もみられた。

この頃、母親と共に近所のスーパーマーケットに買い物に行ったときのことだった。母と別行動をした際、食品売り場にて大量の菓子類をカバンに詰め込んで売り場から出ようとしたところを警備員に止められ、警察に通報された。万引きした品物には、バターやソース類、缶詰などが含まれていた。

彼女は逮捕されて、そのまま警察署に勾留された。勾留中に精神的に不安定になり自傷行為がみられたため、精神科に依頼があり、医療保護入院となった。

入院治療

入院時に、三枝さんは次のように自分の状態を述べた。

「不安感から料理をいつまでも続けたり、火の元や鍵などを何度も確認したりしてしまうのです。不安が強まると、自分を抑えられず過食嘔吐や自傷行為を行ってしまいます。口の渇きや体重が増加することへの恐怖から、つい水を多く飲んでしまうのです」

入院時の三枝さんは、極端に痩せて衰弱していた。その表情はやや硬いが、視線はしっかりしていた。顔色は不良で、絶えず口を動かしている。身なりは整っていて、礼節は保たれていた。医師からの質問や入院への説明を真剣に聞き、「よろしくお願いします」と対応は自然だった。

入院後間もなく、彼女は警察署に勾留されるという環境から解放されたことで、「入院前より調子は良くなった」と述べた。もっとも、入院時に見られていた口の震えは、夕方を中心に不安が増すと再び出現することがあり、そういうときには抗不安薬の服用を行った。

他の患者との交流は良好だった。同世代の入院患者と行動を共にすることが多かった。他の患者の部屋へ入室して一緒に携帯型のゲームをしたり、ホールで談笑したりする姿がみられた。

食事の摂取は、「人前で食事するのが緊張する」と、30分から1時間ほどかかることが多かった。気分が高ぶったときには、他の患者に個人的な生活のことを聞こうとして、過干渉気味になることもあった。

担当の医師との面接の際には比較的表情は明るく、積極的に話す姿勢がみられたが、「本当は働かないといけないのに、親に甘えていて申し訳ない」「自分は周囲の人に損得で接している」「父親や男の人が怖い」などと、罪悪感や不安を口にすることもあった。

また、病棟のスタッフに対しても「嫌われるのが怖い」「申し訳ない気持ちがある」と話し、入浴も早めに切り上げることが多かった。

入院して1カ月後の面接では、「一人になるのが怖い。一人でいると気持ちが落ち込んで死にたい気持ちになる」と担当医に訴えた。さらに、「病院にいる時は食事や内服の時間が決められていて安心だが、外出時にメニューを自分で決めなければならないこと、予定の時間が気になってしまうことで逆に不安が増してしまう。しばらくは入院を継続したい」と述べている。

問題行動

三枝さんは、当初穏やかに入院生活を送っていたが、入院して2カ月目あたりから、態度が急に変化して、摂食障害に特有な問題が露呈してきた。

このころより、過食しては自ら嘔吐することをひんぱんに繰り返した。嘔吐していることを周囲に知られないようにしていたため、自室で嘔吐し吐物を隠していたので、彼女の病室に入ると悪臭がするようになった。また同時に、自室に食事のおかずの残りやペットボトルをためこむ行為も見られた。

スタッフは彼女の了解を得て、定期的な部屋の清掃とボディーチェックを行ったが、これによって三枝さんの不安が強くなり、感情的に不安定になることが多くなった。精神面での安定のために、抗不安薬、抗うつ薬などが増量されたが、著明な効果を示さなかった。

この時期、看護スタッフに対して、本人は次のように述べている。

「どうしても気になって、何度も自分がやったかどうか確かめてしまう」

「いつものリズムと違う生活になると不安になる」

「不安になって物事をすぐに決めることができない」
「相手が自分に対して常に怒っているのではないかと考えてしまう」
「物がなくなるのではないかと不安で、ストックしておかないと気がすまない」

退院して自宅に

約4カ月の入院生活の後、三枝さんは自宅にもどった。投薬の効果も多少はあり、以前よりは不安感は軽減されていた。

その後の生活ぶりは以前と変わらず、自宅にいることが多かった。溜め込んでいた食物を母が片付けてしまうなど気に入らないことがあると、ボールペンで自分の身体に傷をつけたり、頭を打ちつけたりなどの自傷行為を行うこともみられた。

万引きについては、「したくないけどしてしまう」「お金を払わなきゃならないと思えない」などと述べていたが、実際に万引きに至ることはなかった。清潔に関するこだわりは持続し、洗面器で何度も手を洗う状態を繰り返していた。

退院して半年あまりたったときのこと、母と新宿のデパートに買い物に行った彼女は、洋服売場で10万円相当の服を万引きしようとしたところを見つかり、警察に通報されて取り調べを受けた。

この時、彼女は急にうなり声をあげたかと思うと、頭を壁に打ちつけるなどの自傷行為を起こしたため、精神疾患が疑われてある精神科病院に措置入院となった。万引きについては、「何をどのくらい盗ったかは覚えていない」「人がいると買うのが怖くなる感じで、盗らないといけない気持ちになる」と述べている。

さらに、「盗まなければいけない気になってしまった」「一人のときや慣れない場所、大勢のいる場所だとやってしまう」と話し、反省している様子はなかった。

入院後は比較的安定した状態であったものの、食後の嘔吐は毎日続き、自室におやつをためこむなどの食事に関する問題行動も引き続き認められていた。また確認癖も持続し、「手を何回も洗ってしまう」「ものをためこんでしまう」などの訴えがみられた。

強迫症状

三枝さんには、高校生時代からさまざまな「こだわり」の症状がみられた。何かを確認しないとすまない確認癖や、清潔さへの過度の依存である。彼女のこのような「強迫症状」は現在まで持続し、精神科の診断で言えば、「強迫性障害」の診断基準を満たしている。

強迫性障害は、以前は強迫神経症と呼ばれた疾患である。「強迫行為」と「強迫観念」が主な症状である。強迫性障害の患者は、それが理不尽なことであると認識しているにもかかわらず、清潔、不潔のことについて何度も思いをめぐらせ（強迫観念）、さらに手洗いなどの不必要な行動（強迫行為）を繰り返してしまう。

【表7-1】強迫性障害の診断基準。DSM-5(精神疾患の診断・統計マニュアル第5版)より

A. 強迫観念、強迫行為、またはその両方の存在 強迫観念は以下の(1)と(2)によって定義される: (1)繰り返される持続的な思考、衝動、またはイメージで、それは障害中の一時期には侵入的で不適切なものとして体験されており、たいていの人においてそれは強い不安や苦痛の原因となる。 (2)その人はその思考、衝動、またはイメージを無視したり抑え込もうとしたり、または何か他の思考や行動(例:強迫行為を行うなど)によって中和しようと試みる。 強迫行為は以下の(1)と(2)によって定義される: (1)繰り返しの行動(例:手を洗う、順番に並べる、確認する)または心の中の行為(例:祈る、数える、声に出さずに言葉を繰り返す)であり、その人は強迫観念に対応して、または厳密に適用しなくてはいけないある決まりに従ってそれらの行為を行うよう駆り立てられているように感じている。 (2)その行動または心の中の行為は、不安または苦痛を避けるかまたは緩和すること、または何か恐ろしい出来事や状況を避けることを目的としている。しかしその行動または心の中の行為は、それによって中和したり予防したりしようとしていることとは現実的な意味ではつながりをもたず、または明らかに過剰である。 **注**:幼い子どもはこれらの行動や心の中の行為の目的をはっきり述べることができないかもしれない。 B. 強迫観念または強迫行為は時間を浪費させる(1日1時間以上かける)。または臨床的に意味のある苦痛、または社会的、職業的、または他の重要な領域における機能の障害を引き起こしている。 C. その障害は、物質(例:乱用薬物、医薬品)または他の医学的疾患の直接的な生理学的作用によるものではない。

【表7－1】はDSM－5（精神疾患の診断・統計マニュアル第5版）における強迫性障害の診断基準を示したが、三枝さんはこれを満たしている。

今回の入院後も、食事前に30分間手を洗ってしまう、トイレの回数が多いなどの強迫症状を時々持続していた。またこのような強迫症状とともに、動悸、手の震え、下顎の震えなど自律神経症状を伴うパニック発作が出現した。

その後も時々パニック発作はみられたが、頻度としては入院前より減っていた。パニック発作の出現時には抗不安薬であるレキソタン（2㎎）を1錠服用したが、内服しても発作が治まらない時は、壁を殴る、頭をぶつけるなどの自傷行為に及ぶことがあった。

入院して約1カ月後から、三枝さんは自室に戻ると不安が強まり、気分が落ち込むことが多くなった。このため抗うつ薬であるパキシルを増量とした。パキシルの増量に伴う衝動性の出現や焦燥感の増悪は認めなかったが、その後、夜間に「自分のためになることを何かやっていないといけないような気がする」と読書、筋トレ、勉強などを行うようになって不眠が続き、感情面での高揚や不安定さがみられている。

パニック発作がひんぱんに起こり、壁を殴って右手を打撲したときには、「自分は働けるくらい健康なのに、甘えてばかりで親に世話になって申し訳ない」「損得感情で人と接してしまう。自分は自分勝手な嫌な人間だ」と涙を流しながら訴えた。

パニック障害

これまで述べたように、三枝さんにはパニック発作の症状がみられ、この発作は頻回に出現していることから、パニック障害という診断に相当している。ＤＳＭ‐５における「広場恐怖を伴わないパニック障害」の診断基準は次頁の【表7‐2】に示した。

三枝さんは浪人後の21歳ごろより、動悸、発汗、震え、息苦しさなどの症状が発作的に出現するパニック発作が散発していた。彼女のパニック発作は特定の場所で誘発されるものではなく、状況的なストレスと関連することが多いことから、「広場恐怖を伴わないパニック障害」と診断される。

これに対して、たとえばエレベーターの中などの閉所において発作がみられるものが、「広場恐怖を伴うパニック障害」である。三枝さんのパニック障害は、抗不安薬の投与により一定の改善がみられた。

摂食障害

三枝さんは高校生のころより、体重に対するこだわりや食行動に対する過剰な嗜好《しこう》があり、浪人時代からは過食、嘔吐を繰り返していた。このような点から、三枝さんの診断は、摂食障害については「神経性過食症」と診断できる。Ｐ１４９の【表7‐3】は、ＤＳＭ‐５における神経性過食症の診断基準である。

【表7-2】パニック障害の診断基準。DSM-5（精神疾患の診断・統計マニュアル第5版）より

A．繰り返される予期しないパニック発作。パニック発作とは、突然、激しい恐怖または強烈な不快感の高まりが数分以内でピークに達し、その時間内に、以下の症状のうち4つ（またはそれ以上）が起こる

注：突然の高まりは、平穏状態、または不安状態から起こりうる。

（1）動機、心悸亢進、または心拍数の増加

（2）発汗

（3）身震いまたは震え

（4）息切れ感または息苦しさ

（5）窒息感

（6）胸痛または胸部の不快感

（7）嘔気または腹部の不快感

（8）めまい感、ふらつく感じ、頭が軽くなる感じ、または気が遠くなる感じ

（9）寒気または熱感

(10) 異常感覚（感覚麻痺またはうずき感）

(11) 現実感消失（現実ではない感じ）または離人感（自分自身から離脱している）

(12) 抑制力を失うまたは〝どうかなってしまう〟ことに対する恐怖

(13) 死ぬことに対する恐怖

B．発作のうちの少なくとも1つは、以下に述べる1つまたは両者が1カ月（またはそれ以上）続いている。

（1）さらなるパニック発作またはその結果について持続的な懸念または心配（例：抑制力を失う、心臓発作が起こる、〝どうかなってしまう〟）。

（2）発作に関連した行動の意味のある不適応的変化（例：運動や不慣れな状況を回避するといった、パニック発作を避けるような行動）。

C．その障害は、物質の生理学的作用（例：乱用薬物、医薬品）、または他の医学的疾患（例：甲状腺機能亢進症、心肺疾患）によるものではない。

【表 7-3】神経性過食症の診断基準。DSM-5（精神疾患の診断・統計マニュアル第５版）より

A．反復する過食エピソード。過食エピソードは以下の両方によって特徴づけられる。 （1）他とはっきり区別される時間帯に（例：任意の２時間の間に）、ほとんどの人が同様の状況で同様の時間内に食べる量よりも明らかに多い食物を食べる。 （2）そのエピソードの間は、食べることを抑制できないという感覚（例：食べるのをやめることができない、または、食べる物の種類や量を抑制できないという感覚） B．体重の増加を防ぐための反復する不適切な代償行動、例えば、自己誘発性嘔吐；緩下剤、利尿薬、その他の医薬品の乱用；絶食；過剰な運動など C．過食と不適切な代償行動がともに平均して３カ月にわたって少なくとも週１回は起こっている。 D．自己評価が体型および体重の影響を過度に受けている。 E．その障害は、神経性やせ症のエピソードの期間にのみ起こるものではない。

三枝さんは病院に入院してから体重は増加したが、ＢＭＩは16・7、標準体重の76・1％と著明な「るいそう」（やせること）を示した。退院後も、体重が増加することへの不安が強く、日中はウォーキングや筋トレなどを行っていた。

入院当初は主食がほぼ摂れず副菜のみ全量摂取していたが、徐々に主食も半量以上摂取できるようになってきている。過食をしようという衝動は認めるが、おやつは自らナースステーションへ預けており、ある程度のコントロールは可能であった。なお、人前で食べることに抵抗があり、食事に30分から1時間程度かかってしまう状

態は持続していた。

ＡＤＨＤが基本的な疾患

これまで述べたように、三枝さんの精神症状は、摂食障害によるものと強迫性障害などの不安障害によるものが混在し、かなり複雑なものであった。実際の臨床場面においても、様々な薬物療法が試みられたが、はっきり効果のあるものは見出せなかった。

彼女自身も治療のために、自ら希望して摂食障害の当事者の自助グループにも参加していたが、これも彼女の状況を改善させることはなかった。

彼女に生来、ＡＤＨＤの特徴があることがわかったのは、精神科を退院してしばらくしてからのことである。外来であらためて生育歴について聴取を行ったところ、児童期において、友人関係は良好であったが、不注意さが目立ちケアレスミスや忘れ物が多かったことがわかった。また授業中にぼんやりすることが多く、教師の話を集中して聞くことが苦手だった。物事を先送りする傾向もみられていたが、知的な能力が高く成績は優秀であったため、学校時代は大きな不適応を生じることもなく経過していた。また、いわゆる「多動」を思わせる症状はみられなかった。

このように正常以上の知能のある人の場合、ＡＤＨＤの不注意症状が存在していても、あまり問題とされずに経過することはよくみられる。彼らの多くが問題にぶつかるのは、思春期以降のことが多い。

ＡＤＨＤの特徴を持つ人においては、感情面での不安定さと衝動性が伴うことが多い。これらは「症状」というよりも「特性」というべき場合が多いが、ストレスが強い状況においては不適応が生じやすい。

ＡＤＨＤにおいては、不安障害やうつ病の頻度が高いことが知られている。またこうした精神疾患が発症していない場合においても、不安感や憂うつ感が強いケースが多いことが報告されている。

また衝動性と関連する症状としては、従来、アルコール依存症、インターネット依存症など様々な依存症の頻度が高いことが報告されているが、過食症も衝動性と関連して出現しやすいことが知られている。

以上のことを考えると、三枝さんにおける様々な精神症状はＡＤＨＤと関連して出現していると考えられた。外来ではＡＤＨＤ治療薬の投与が開始されて、ある程度の効果が得られており、感情面で安定するようになってきている。

その他の症状

三枝さんには、睡眠障害が持続していた。入院してからも中途覚醒が出現していたため、睡眠薬の調整が必要であった。その後も不眠は起こり、不眠時頓服薬を連日使用していた。「強迫的にやらなければならない行為」によって、眠気に逆らい無理に起きていることが増え、連日短時間の睡眠が続いている。

また、電解質の異常もみられた。これは多飲水によるものと考えられた。入院時の検査で低ナトリウム血症、低カリウム血症を認めた。

三枝さんによると、自宅にいるときから口渇があり、また空腹を紛らわす目的で多飲傾向であった。食事摂取時には毎食600～800㎖ほど飲水し、その他にも水2ℓ、コーラ500㎖、お茶500㎖程度を飲んでおり、一日合計5ℓ程度飲水していた。

慢性的な多飲状態であったが、嘔気《おうき》、けいれん等の明らかな低ナトリウム血症の症状は特に認めなかったため、入院時においても厳密な水制限や朝晩の体重測定などは行わなかった。低ナトリウム血症、低カリウム血症の増悪を認めた際には、一時的には飲水制限を行った。

クレプトマニア

窃盗癖（クレプトマニア）は、精神医学的には「依存」の一種であり、「行動嗜癖《しへき》」と呼ばれるものの一つである。窃盗癖以外の行動嗜癖としては、ギャンブル依存、買い物依存、インターネット依存などがよく知られている。

窃盗の常習者については、①経済的利益のために金品を盗む職業的な犯罪者、②食物や生活必需品を盗む貧困者、③財産があるにもかかわらず盗みを繰り返す病的な窃盗者、に分類されることが多いが、精神科で扱う窃盗癖は三番目のカテゴリーに含まれる。DSM-5における窃盗症

【表7-4】窃盗症の診断基準。DSM-5（精神疾患の診断・統計マニュアル第5版）より

A．個人的に用いるためでもなく、またはその金銭的価値のためでもなく、物を盗もうとする衝動に抵抗できなくなることが繰り返される。
B．窃盗に及ぶ直前の緊張の高まり
C．窃盗に及ぶときの快感、満足、または解放感
D．その盗みは、怒りまたは報復を表現するためのものではなく、妄想または幻覚への反応でもない。
E．その盗みは、素行症、躁病エピソード、または反社会性パーソナリティ障害ではうまく説明されない。

の診断基準を【表7-4】に示す。

この疾患においては、窃盗の主要な目的が物品の経済的な価値ではなく、衝動制御の問題に由来している点が重要であり、三枝さんはこの診断基準に該当している。窃盗症の生涯有病率は人口の0・3〜0・5％に及ぶかなり高い数値を示す。

窃盗症の特徴としては、これまであげてきたもののほか、万引き以外には反社会的行動がなく、自力での中断が難しい、再犯傾向が大きい、処罰によって更生しない、などが指摘されている（竹村道夫・吉岡隆『窃盗症』中央法規）。

責任能力

これまで述べたように、三枝さんにはさまざまな精神症状がみられているが、いずれも通常は刑事責任能力を明確に損なうものではない。つまり、三枝さんが加害者となった窃盗事件に関して、一般的には、心神喪失、あ

るいは心神耗弱《こうじゃく》に該当するものとは言えない。

しかし一方で彼女が犯行を行ったのは、窃盗という犯行そのものを目的としたものではなく、精神疾患に伴う衝動性を原因とするものであった。これまでの報告においては、摂食障害の患者においては、万引きなどの窃盗が頻発することが知られている。金銭的には十分な余裕があるにもかかわらず、摂食障害の患者が窃盗を繰り返すことはまれではない。

このような犯行の原因は十分明らかになっているとは言えないが、摂食障害の患者でみられる衝動性が万引きという現象として発現したものと考えられる。特に三枝さんの場合においては、摂食障害に加えてそのベースにあるＡＤＨＤによって、より衝動性が高まったものと考えられる。

したがって、三枝さんは犯行時において、善悪の判断を合理的に行う理性を保持していたものの、罹患している摂食障害および強迫性障害によって、自らの衝動をコントロールする能力に障害がみられたものと考えられる。あるいは、彼女の犯行は、彼女の病的な精神状態の表れであったとみなされるものである。このようなケースでは、刑事的な罰を下すよりも、治療が何よりも優先されると考えられる。

第8章　神経症という誤診

社交不安障害

この章においては、神経症と誤診された発達障害の症例を扱いたい。神経症とは、不安を主な症状とする比較的軽症の疾患の総称である。パニック障害（不安神経症）、社交不安障害（対人恐怖症）、強迫性障害（強迫神経症）などがこのカテゴリーに含まれている。

これまでの章で述べてきたように、ＡＳＤ（自閉症スペクトラム障害）においても、ＡＤＨＤ（注意欠如多動性障害）においても、神経症の症状がみられることはまれではない。むしろ神経症の症状を主な訴えとして受診し、後に発達障害が存在していることが判明するケースもしばしばみられている。

通院中の精神科クリニックから、小寺正さん（仮名）を紹介されたとき、診療情報提供書の診断名は、「社交不安障害」と「回避性パーソナリティ障害」と記載されていた。どちらもあまり

【表8-1】回避性パーソナリティ障害の判断基準。DSM-5（精神疾患の診断・統計マニュアル第5版）より

社会的抑制、不全感、および否定的評価に対する過敏性の広範な様式で、成人期早期までに始まり、種々の状況で明らかになる。以下のうち4つ（またはそれ以上）によって示される。
（1）批判、非難、または拒絶に対する恐怖のために、重要な対人接触のある職業的活動を避ける。
（2）好かれていると確信できなければ、人と関係をもちたがらない。
（3）恥をかかされる、または嘲笑されることを恐れるために、親密な関係の中でも遠慮を示す。
（4）社会的な状況では、批判される、または拒絶されることに心がとらわれている。
（5）不全感のために、新しい対人関係状況で抑制が起こる。
（6）自分は社会的に不適切である、人間として長所がない、または他の人より劣っていると思っている。
（7）恥ずかしいことになるかもしれないという理由で、個人的な危険をおかすこと、または何か新しい活動にとりかかることに、異常なほど引っ込み思案である。

聞きなれない診断名である。

社交不安障害とは、比較的最近用いられるようになった病名である。以前は「社会恐怖」あるいは、「社会不安障害」と呼ばれていたものである。日本では「対人恐怖症」と呼ばれていたものとほぼ一致している。

この疾患は、対人的な場面において不安、恐怖感を強く感じるものである。人前に出ると緊張が強く、手が震える、声がうまく出せないといったものから、顔が赤くなってしまうという

「赤面恐怖症」や、自分の姿形がおかしいので他人から変な目でみられていると感じる「醜形恐怖症」なども含んでいる。

社交不安障害は、まれな疾患ではない。会社員が緊張して会議のプレゼンができないといった軽症のケースは、ひんぱんにみられている。

一方、回避性パーソナリティ障害というのは、パーソナリティ障害（人格障害）の一つである。診断基準においては、【表8-1】以下に示す項目が特徴的であると定義されているが、症状的には社交不安障害と共通点が多い。

生育歴と経過

母親によれば、小寺さんは幼いときからどこか敏感な子供で、特に音に対してはかなりの過敏さを示したという。

小学校に入学してからは、勉強の出来は良かったが、周囲のクラスメートや担任の教師とうまくなじめないことが多かった。特に相性の良くない先生とは、よくトラブルになった。先生に対してもはっきりものを言ってしまうことが原因であることが多かった。

授業中に好きな図鑑を見ていたら、当然ながら怒られた。本人はあやまろうともしないで、読みたかったから読んでいたんだと主張したため、反抗的だとますます問題にされた。

そうかと思うと、気の弱い面もみられた。授業参観のとき、指されて何も答えられずに固まってしまい、そのまま泣いてしまったこともあった。

小学校に上がる前から電車が好きだった。プラレールを作ることにこだわりが強く、やめさせようとしても何時間もそれで遊んでいた。

中学では大きな問題はなく成績も優秀であったため、私立の有名高校に入学できた。ところが高校に入学してから、明らかに不適応になった。理由ははっきりしないが不登校となり、家でゲームばかりしている毎日だった。

心配した母親が精神科を受診させたが、状態に変化はなく、欠席が続くため高校は退学となった。当時本人は、「今は、外出や人とのかかわりはできるだけしたくない」と述べていた。児童精神科において入院治療を行ったが、はっきりした診断もつかなかった。

その後、通信制高校に転校し、2年あまりで卒業する。卒業後は、大学受験を目指して個人指導中心の予備校に通学した。ここは休まずに通ったこともあって、卒業の翌年には近県にある大学の経済学部に合格した。

大学では、3年時より就職活動を行ったが、通常の会社勤務は難しいと感じ、税理士資格の取得を目指した。数年の間自宅で独学する日々を続けたが、試験に合格することはできなかった。この間まったく自閉的な生活を続けていたというわけではなく、短期間のアルバイトをすることはあった。

母親が保健所に相談に行ったことをきっかけとして精神科クリニックを受診し、その後、前述したように、大学病院を受診することとなった。精神科クリニックの医師は、「発達障害」の可能性があるかもしれないと指摘するだけにとどまっていた。

小寺さんに就職の意欲はあったが、現実にはほとんどの時間、自宅で過ごし、ゲームばかりをする毎日であった。親しい友人もなく、家族以外とのコミュニケーションはほとんど持っていなかった。

とはいっても、精神的に不安定なわけではなく、自分の状態について過度に悲観的であったり、あるいは家族に意味もなくあたり散らすようなこともなかった。話しぶりは穏やかで、イライラしたり激高したりするような場面はみられなかった。ただ、当面生活に困ることはなかったが、現状のままでいるよりも、自分が就労して収入を得ることがよいことであるという程度の認識は持っていた。

外来で小寺さんに、以前はアスペルガー症候群、今は自閉症スペクトラム障害（ＡＳＤ）と呼ばれている特性があると説明をすると、彼は自分でも思い当たる点があるためか、すぐにそれを受け入れた。またゲームなど特定の事柄へのこだわりが強いため、その点について、投薬を行うことにも同意をした。

小寺さんはその後、1年あまり就労移行支援のための施設に通所した。これは就労の訓練などを通じて障害者雇用を目指す事業所で、最近多く開設されるようになっている。小寺さんはここに週5回しっかりと通所し、その後、あるＩＴ関係の会社に障害者雇用によって就職し、現在まで3年あまり仕事を継続している。仕事ぶりはまじめで周囲の評判は高いようであるが、生活ぶりは変わらず、職場での個人的な付き合いはほとんどなく、自宅に帰るとほとんどの時間、ゲームをして過ごしている。

ＡＳＤと対人恐怖

対人的な場面における不安感や恐怖感は、よくみられる症状である。一般の会社員でもプレゼンがかなり苦手という人はいるなど、正常心理で説明がつくケースも多い。ＡＳＤの人は元来対人的な場面や通常のコミュニケーションを好まないことが多く、一見すると社交不安障害との共通点は大きい。

けれども小寺さんの場合は、単なる「対人恐怖」ではなく、基本的には他者に対する関心の薄さがみられていた。ＡＳＤの人は、「友人」や「知人」を必要な存在とみなさないことがしばしばみられるが、小寺さんもこの特徴を持っていた。

特定のゲームへのこだわりが強く、時間が許す限り、ゲームに没頭していた。彼は同世代の人たちのように、仲間とスポーツを見に行ったり、飲食店に行ったりすることにほとんど興味がなく、時間の許すかぎりゲームばかりをしていたのだった。

小寺さんの引きこもりの原因は、一見すると、他者など外の世界に対する不安や恐怖のようにも見えるし、以前の担当医が社交不安障害と診断したこともやむを得ないことかもしれない。けれども、しっかりした治療や社会復帰への道筋のためには、背後に存在するＡＳＤを見極めることが重要であった。

公務員の女性のケース

板橋礼子さん（仮名）は知的な女性である。東北生まれで、地元の有名高校を卒業後、都内の難関女子大に入学、卒業した後は、国家公務員として現在まで勤務を継続している。同僚であった男性と結婚し一児をもうけたが、夫が地方に単身赴任した後、夫婦関係が疎遠になり、離婚してしまう。思い返してみれば、勢いで結婚したようなもので、もともと愛情は薄かったのかもしれない。

子供のころから、どこか集中力に欠けることがあったが、勉強はよくできたので、あまり問題にならなかった。テストでケアレスミスがあっても、自分で何度も見直して間違いをみつけることができた。

板橋さんは、人前でしゃべることが苦手だった。人付き合いの悪い方ではなかったし、友達も大勢いたけれども、教室での発表や児童会での司会を任されたときなど、つい緊張して声が震えてしまうのだった。こうした特徴は、学生時代も、就職してからも持続している。

職場では、特に会議で発言するのが苦手だった。たとえ小人数でも緊張してしまい、うまく話せなかったりすることがしばしばで、そうなるといつも落ち込んでしまうのだった。

このように人前で過度に緊張し、不安が強くなって自分の行動がうまくコントロールできなくなる現象を、前述したように、以前は「対人恐怖症」と呼んでいた。対人恐怖症にはさまざまな種類があるが、もっとも典型的だと考えられていたのが、赤面恐怖症である。

これは文字通り、人前で緊張して顔が赤くなる現象をさしている。実際に赤くなる程度は、本人の感じているほどではないことが多いし、そもそも緊張して顔が赤くなること自体、生理的な部分が大きいので異常ではない。

現在の診断基準においては、対人恐怖症という病名は使用されていない。社会不安障害、または社交不安障害と命名されている。この疾患の診断基準については、【表8-2】に記した。

板橋さんは、最初に受診した精神科クリニックで社交不安障害の診断を受けた。彼女はさらに、胃腸の症状も併存していた。緊張やストレスで腹痛と下痢を繰り返す過敏性腸症候群の症状があったため、継続して投薬を受けていた。

問題が生じたのは、出産してしばらくしてからのことである。出産後離婚した板橋さんは、一人で育児をこなしていた。それは負担ではあったが、やりがいのあることでもあった。

ところが育児休暇を終えて復職してから事態が一変した。仕事量を配慮してくれているにもかかわらず、能率があがらないばかりか、ケアレスミスが目立つようになった。

担当している業務以外にも、ミスが目立つようになった。会議の時間を忘れていたり、人との約束をすっぽかしてしまうことがしばしばみられた。時間の感覚がおかしくなり、勤務時間が終

【表8-2】社交不安障害の診断基準。DSM-5（精神疾患の診断・統計マニュアル第5版）より

A．他者の注視を浴びる可能性のある1つ以上の社交場面に対する、著しい恐怖または不安。例として、社交的なやりとり（例：雑談すること、よく知らない人に会うこと）、見られること（例：食べたり飲んだりすること）、他者の前でなんらかの動作をすること（例：談話をすること）が含まれる。
B．その人は、ある振る舞いをするか、または不安症状を見せることが、否定的な評価を受けることになると恐れている（すなわち、恥をかいたり恥ずかしい思いをするだろう、拒絶されたり、他者の迷惑になるだろう）。
C．その社交的状況はほとんど常に恐怖または不安を誘発する。
D．その社交的状況は回避され、または、強い恐怖または不安を感じながら耐え忍ばれる。
E．その恐怖または不安は、その社交的状況がもたらす現実の危険や、その社会文化的背景に釣り合わない。
F．その恐怖、不安、または回避は持続的であり、典型的には6カ月以上続く。
G．その恐怖、不安、または回避は、臨床的に意味のある苦痛、または社会的、職業的、または他の重要な領域における機能の障害を引き起こしている。
H．その恐怖、不安、または回避は、物質（例：乱用薬物、医薬品）または他の医学的疾患の生理学的作用によるものではない。
I．その恐怖、不安、または回避は、パニック症、醜形恐怖症、自閉スペクトラム症といった他の精神疾患の症状では、うまく説明されない。
J．他の医学的疾患（例：パーキンソン病、肥満、熱傷や負傷による醜形）が存在している場合、その恐怖、不安、または回避は、明らかに医学的疾患とは無関係または過剰である。

わっていないのに、勘違いして家に帰ってしまったこともあった。このような状態が数カ月以上も持続するため、板橋さんは自ら発達障害の専門外来を受診した。

あらためて経過を聞くと、子供のころから不注意で、忘れ物が多く、テストにおいては簡単な問題でも間違えることは珍しくなかった。授業のときはぼうっとして、何か別のことを考えていることが多かった。親は受験のため家庭教師をつけてくれたが、あまり効果はなかった。

専門外来を受診した板橋さんは、ＡＤＨＤという診断を受けた。本人も希望して投薬が開始された。これには十分な効果があった。集中力が増して、仕事上のミスがかなり減ったのである。ところが板橋さんは多忙のため、なかなか定期的に病院を受診できなかった。

通院が中断してしばらくすると、明らかに調子が悪くなった。少し前に話したことを忘れたり、うっかりミスがひどくなった。このため再度受診して投薬を受けるようになり、現在のところは安定した生活を続けている。板橋さんの場合も、社交不安障害という診断は適切なものではなく、ベースにあるＡＤＨＤに対する治療が重要であった。

「心因反応」という誤診

佐藤律子さん（仮名）は、神奈川県生まれ。小学校は成績優秀で学級委員も務めていた、いわゆる「できる」女の子だった。中学受験をして、都内の私立中高一貫校に入学した。

進学してからは、あまり目立つ存在ではなかった。成績は中位だったが、高校の中頃からだんだん勉強が負担になっていった。高3になって、試験の直前に急に朝起きられなくなった。その後しばらくの間、学校に行くことができずに泣いてばかりいるため、初めて精神科を受診したところ、「心因反応」と診断された。この時期、両親が四年制の大学に行くよう指示していたことがストレスになっていたらしく、志望を系列の短大に変更したところ、精神的には落ち着いた。

短大では成績は上位で、穏やかに過ごしていた。卒業後は地元の信用金庫に就職し、25歳で職場の同僚だった男性と結婚、出産をきっかけに退職している。

ところが夫は金銭面でだらしなく、結婚してから、過去の借金が清算できていないことが判明した。また女性関係にも問題があり、結婚後には態度が高圧的で、佐藤さんに対して上から目線で威圧的に振る舞うことが続いたため、やがて夫婦関係は冷えてしまった。夫は家に帰らなくなり、しばらくして離婚している。

この当時、佐藤さんは多くのストレスを感じて精神的に不安定になり、家の中をいつまでもそわそわと歩き回るようになった。また物をなくした時、見つかるまで探さないではいられなくなった。

イライラすることがひんぱんになり、子供に対して怒鳴ってしまうことが増えた。30歳ごろに精神科を受診し投薬を受けたが、このような状態はなかなか改善しなかった。人混みが怖く、過呼吸の発作がみられ、身体全体が固くなることもあった。

通院先を変えながら治療を継続したが、状態はなかなか変化しなかった。確認癖は以前よりも強くなり、子供を怒鳴って叱ることもひんぱんになった。通院先では不安障害、うつ状態などと診断されていた。

39歳になり、佐藤さんは発達障害かもしれないと、当院の専門外来を受診した。小学校の時の様子を聞くと、多動傾向と集中力の障害がみられた。

その当時、友人はいたが、長続きしなかった。よく考えないで、衝動的に一言多いことを言ってしまうのが問題だった。ついおせっかいで言いすぎてしまい、急に女子のグループからはずされることもあった。

授業中などに貧乏ゆすりをしていることが多く、落ちつかなかった。あわてて物事を行い、ケアレスミスが多く、失敗することがたびたびだった。小学校の通知表には、「字がきたない」「忘れ物が多い」と記載されていた。また子供のころから、片付けが苦手だった。

佐藤さんの経過を見ると、軽症のＡＤＨＤの特徴があり、小児期から不注意さと衝動性がみられていたが、知的な能力は高かったため、ある程度のカバーはできていたようである。

ただし勉強面や家族関係などで負担が大きくなると、精神的に不安定となる傾向が認められた。このため、精神科クリニックでは、不安障害、うつ病などと診断されて、投薬が行われていたが、十分に奏功しなかった。

佐藤さん本人はＡＤＨＤという診断に納得し、薬物療法の変更を開始している。ただし現実の生活にも様々な問題があり、安定した状態になるには、しばらく時間が必要であると思われる。

イラストレーターの男性

竹村昌司さん（仮名）は、現役のイラストレーターである。美術大学のデザイン学科を卒業している。

大学卒業後はデザイン会社に就職し、自分の専門を生かしてイラストの仕事を続けてきた。20代までは、仕事上であまり問題を感じることはなかった。ちょっとしたミスが多かったり、締め切りを守れなかったりすることはたびたびあったが、みんなこんなものだろうと思っていた。それに、うまくスイッチが入ると、徹夜してでも作品を完成させることはできたし、仕事の質も評価されていた。

仕事での様子が変わったのは、30代になってからである。現場の仕事に加えて、管理的な業務が増えた。部下も数人できた。

竹村さんは、人を管理する仕事が苦手だった。性に合わないというのが正確かもしれない。何よりも会議が苦手だった。いろいろな人が勝手なことを話しているのを聞いていると、混乱してしまい、何がテーマなのかもわからなくなってしまう。また、他のスタッフの進捗状況をチェックしないといけないことも難しかった。

会社の他の部署や、社外の取引先との打ち合わせも増えたが、話が長くなるとついていけなくなるし、つい余計なことを考えてしまって、なかなか集中ができなかった。そのため、重要事項を見落とすこともあった。

このため、竹村さんは自分で調べて発達障害かもしれないと思い、精神科のクリニックを受診した。最初に行ったクリニックでは、気にしすぎと言われた。もう一軒、別のクリニックも受診したが、そこでは軽い神経症で発達障害の診断はつかないと言われただけだった。

それでも、竹村さんは納得ができずに、当院の専門外来を受診している。初診時、竹村さんは自分の症状を以下のリストにまとめてきた。

・不注意

ケアレスミスを繰り返す／持ち物をひんぱんになくす／忘れっぽい／やるべきことを先送りにする／同じことを繰り返すのが苦手

・多動

気が散る、落ち着きがない／人の話を聞いていても、別のことを考えてしまう／集中しすぎる／作業を順序だてて進められない／複数の仕事を同時進行できない

・衝動的な行動

作業をしていても、別の作業が気になると、そちらに手をかける／ミスをすると、落ち込んで、他のことが手につかない／せっかち

竹村さんのまとめ方には異論があるかもしれないが、どの項目もＡＤＨＤに典型的なものだった。そこで、子供時代の状態を確認した。

竹村さんは、埼玉県の生まれである。発育に遅れはみられていない。小学校のときの友達関係は普通で、いじめに遭うようなことはなかった。この時期には、教師からは落ち着きがないと言われることが多かった。

授業には集中できずに、よく絵を描いていた。忘れものが多く、教科書を忘れたり、宿題をやっていかなかったりしたために、怒られた記憶がある。一方で、美術関係や工作は好きで、他のことには集中できなくても、絵を描くことには集中力を発揮できた。

竹村さんのケースでは、比較的自分の特性に合った仕事につくことができた点は幸運だったと考えられる。

芸術関係の仕事は、ＡＤＨＤの特性を持つ人には向いている場合が多い。というのは、比較的自由度の高い状況で、自分の興味に合わせて仕事をしていくことが可能だからである。ただし、職場においては、年次があがるに伴い、どうしても現場の仕事だけではなく、管理的な業務を求められる。

竹村さんの問題が顕在化したのは、この時点においてだった。現在、竹村さんには投薬はしていないが、仕事のストレスがより高まった状況においては薬物療法が必要になってくるかもしれない。

彼につけられた神経症という診断は誤診である。誤診というのが言い過ぎであれば、ＡＤＨＤという正しい診断にたどりつけなかったのである。実地の臨床ではこのようなケースは多い。ＡＤＨＤやＡＳＤが正しい診断である場合においても、神経症など他の診断名がつけられたり、あるいは「病気でもなんでもない」と言われたりするケースはよくみかける。

これは医師の側の知識不足という面もあるかもしれないが、当事者の症状が比較的軽微であったり、社会的にもある程度適応ができていたりする面も影響しているのかもしれない。

第9章　依存という併存症

発達障害と生きにくさ

ＡＳＤ（自閉症スペクトラム障害）においても、ＡＤＨＤ（注意欠如多動性障害）においても、繰り返し述べてきたように、発達障害を持つ人々は、社会の中で様々な生きにくさを抱えている。それは対人関係の悩みという形で現れることもあれば、学校や職場における不適応となってみられることも多い。

対人関係の悩みは一般的にもよくみられるもので、多くの人が感じている事柄である。精神科の外来においても、対人関係の問題を訴える受診者は多い。発達障害の当事者においては、その特性のために、周囲の人と円滑な関係を築けないことがひんぱんにみられる。

発達障害の当事者にとって、学校におけるいじめや不登校の問題は重要である。この問題はいっこうに解決のきざしが見えないが、第1章でも指摘したように、発達障害、特にＡＳＤの当事者は、いじめの被害者になることが少なくないし、その結果、不登校に至ることもまれではない。また職場においても、同僚や上司とうまく関係を築けなかったり、報告や連絡が不十分で同じミスを繰り返したりすることなどによって、不適応となる発達障害の人は少なくない。

ただ現時点においては、発達障害の当事者が専門の支援者や医療機関に、自らの悩みや問題点について相談しているケースは必ずしも多いとは言えない。というのは、自らが発達障害であると認識していないため、受診や相談に思いが至らない人も少なくないからである。

もしこうした彼らの前に、その生きにくさを一時的にでも忘れられる魔法の「装置」があったらどうなるだろうか?

日々の生きにくさを忘れるために、あるいは、生きにくい世の中を生き抜くために、魔法の「装置」を乱用している人は珍しくない。この魔法の「装置」とはアルコール、薬物、ギャンブルなどで、それらは時に非合法のもので、また大きく人生を狂わせてしまうものでもある。

発達障害の人が、上記のような依存症に至る頻度は高率である。その理由は、彼らの人生が生きにくいものであり、それからの逃避をしているという側面もある一方で、発達障害、特にＡＤＨＤの特性である「衝動性」の症状とも関連が大きいからである。

依存症とは?

依存症の種類は様々であり、従来から医療の対象であったアルコール依存や薬物依存に加えて、最近ではギャンブル依存、インターネット・ゲーム依存などの存在も知られるようになってきている。

ギャンブル依存は日本におけるカジノ、ＩＲの導入に伴って議論の対象になることが増えている。ＤＳＭ－５（精神疾患の診断・統計マニュアル第5版）の診断基準においては、ギャンブル依存は「ギャンブル障害」という病名になっているが、その診断基準を次頁の【表9－1】に示した。

ギャンブル依存の概念は、１９８０年代以降、比較的最近になって成立したものである。元々ギャンブル依存という現象は「病的な衝動性」と認識されており、あまり「疾患」としては考えられていなかった。

元来、依存症とは、精神に作用するアルコール、薬物などの「化学物質」の摂取を繰り返し行った結果、それらの刺激を求める強い欲求が生じ、その刺激がないと様々な精神的、身体的症状を生じる状態を意味していた。

最近になって、「物質」に対する依存以外にも、ある種の快感や高揚感を伴う特定の行為に対しても同様の状態が生じることが認識され、「非物質性」の依存症であるギャンブル依存やインターネット・ゲーム依存の存在が認められるようになった。Ｐ１７５の【表9－2】には依存症の定義を示した。

依存症というと好きが高じて対象から抜け出せなくなると思いがちである。しかし、これは正しい考え方ではない。

【表9-1】ギャンブル障害の診断基準。DSM-5（精神疾患の診断・統計マニュアル第5版）より

A．臨床的に意味のある機能障害または苦痛を引き起こすに至る持続的かつ反復性の問題賭博行動で、その人が過去12カ月間に以下のうち4つ（またはそれ以上）を示している。

（1）興奮を得たいがために、掛け金の額を増やして賭博をする欲求

（2）賭博をするのを中断したり、または中止したりすると落ち着かなくなる、またはいらだつ。

（3）賭博をするのを制限する、減らす、または中止するなどの努力を繰り返し成功しなかったことがある。

（4）しばしば賭博に心を奪われている（例：過去の賭博体験を再体験すること、ハンディをつけること、または次の賭けの計画を立てること、賭博をするための金銭を得る方法を考えること、を絶えず考えている）。

（5）苦痛の気分（例：無気力、罪悪感、不安、抑うつ）のときに、賭博をすることが多い。

（6）賭博で金をすった後、別の日にそれを取り戻しに帰ってくることが多い（失った金を〝深追いする〟）。

（7）賭博へののめり込みを隠すために、嘘をつく。

（8）賭博のために、重要な人間関係、仕事、教育、または職業上の機会を危険にさらし、または失ったことがある。

（9）賭博によって引き起こされた絶望的な経済状態を免れるために、他人に金を出してくれるよう頼む。

【表9-2】依存症の定義

- ある物質や行動への渇望、強い欲望。
- 依存している物質の摂取や行動が制御困難。
- 離脱症状（依存する物質や行動が途切れた際に起こる様々な精神的、身体的な症状）。
- 耐性（物質の摂取量や行動の量が次第に増加）。
- 依存している物質の摂取や行動以外に対する関心の低下。
- 依存している物質や行動に起因する有害な問題があるにもかかわらず、摂取や行動を継続する。

たとえば私たちが、一番好きな趣味はいくらでも行っても良いけれども、それ以外の活動はまったくしないようにと指示されたら、何日くらいそういう状態を続けられるだろうか？　旅行好き、ゴルフ好き、映画好きなど、趣味にのめりこんでいる人は多いかもしれないが、好きな趣味でも限度がある。

一方で依存症の人たちは、アルコール依存ならアルコールを飲むことを繰り返し、ほとんど食事も摂らずに倒れるまで飲み続けることもしばしばみられる。ギャンブル依存の人たちも同様で、彼らは無一文になっても、借金をしてまでギャンブルを続けようとするのである。

ドストエフスキー

ギャンブル依存症の著名人として、ロシアの文豪ドストエフスキーが知られている。

40歳のドストエフスキーは、女学生アポリナーリヤ（ポリーナ）と出会い、情熱的な恋に落ちた。二人はヨーロッパ各地を旅行し、旅先で彼は賭博に取りつかれた。

一攫千金を夢見て、ドイツのバーデン・バーデンやヴィースバーデンなどの高級リゾート地で、古くからある温泉場に併設されたカジノにドストエフスキーは入り浸った。

彼は賭博で大金を手に入れることができると理由もなく信じていたが、現実には手持ちの金をすべて使い果たし、知人や縁者からも金を借りて賭博につぎ込んだにもかかわらず、そうした金もすべて失ってしまったのだった。

ドストエフスキーが「ギャンブル依存」から抜け出すことは容易ではなかった。むしろ、自ら進んでその深みにはまっていった。自分の時計、妻の指輪や装身具もすべて質に入れた。さらに、衣類までも金に換えて賭博につぎ込んだが負け続けた。

最後には、自らの小説を金に換えて賭博につぎ込んだ。まだ出版されていない小説の権利を金に換えて、賭博を継続したのである。世界的な文豪が賭博を永遠にやめると決心するまで、実に10年あまりの年月が必要であった。

ドストエフスキーはこのギャンブル依存の体験を、『賭博者』という小説に記している。小説の舞台は、ドイツの架空の町、賭博場のある保養地ルーレテンブルクである。家庭教師を仕事にしていた青年アレクセイは、雇い主の将軍に付き添ってこの地に来たが、はじめはギャンブルに関心を持っていなかった。

ところがある時、心を寄せる女性ポリーナに誘われて賭博場に足を踏み入れる。賭博は低俗な行為だと考えていたアレクセイだが、やがてルーレットに熱中し、ついにすべての財産をつぎ込んでしまう。小説は、アレクセイが賭博による債務によって刑務所に入るまで転落する様を描いている。

ドストエフスキーにてんかんの持病のあったことは知られているが、発達障害の特性を持っていたかどうかは、今のところ不明であるため、今後検討を行いたい。

ギャンブル依存

ギャンブル依存においては、依存症の一般的な特徴が認められる。この問題は最近のことではなく、洋の東西を問わず、人の歴史とともに生じていた。

例えば、古代エジプトでは、ギャンブルの負債のために、石切り場の労働者に零落した貴族の記録が残されている。ローマ帝国においてもさかんに賭博が行われていた。皇帝ネロはサイコロゲームに熱中し、毎回、今の日本円にして数百万円相当の金銭を賭けていた。奴隷や剣闘士を戦わせたコロッセウムの闘技については、常に賭博の対象となっていたという。

日本においても古くから賭博は盛んに行われ、貴族を含めた多くの人が身を持ち崩した。このため、奈良時代に先立つ689年には双六が禁止され、754年にも「双六禁断の法」が制定されている。武家社会になっても賭博は盛んで、鎌倉幕府の「関東評定事書」、室町幕府の「建武式目」には、賭博を禁止することが記されている。

ギャンブル依存の頻度は、思ったよりも高率である。欧米の調査においては、一般人口の約2

〜3%がギャンブル依存の診断基準に相当するという結果が得られているが、日本においては大規模な研究はまだ行われていない。

ギャンブル依存は、発達障害など他の精神疾患を併存する例の多いことが知られている。依存の当事者は自信過剰で精力的に見え、自由に浪費しているようにみえる一方で、ストレスを強く感じており、不安、抑うつ症状を伴うことが多い。

彼らは金銭が自分の問題のすべての原因であり、かつ解決策であると考えている。ギャンブルをすることが増えるに伴って、ギャンブルへののめり込みを隠し、常に嘘をついて続けることが多い。

多くの者は、予算を立てたり貯金したりしようとしない。借金が限度額いっぱいになると、ギャンブルのための金銭を得るために反社会的行為をとりやすいが、犯罪行為は暴力的なものよりも、偽造や横領、詐欺といったものが多い。

やがて彼らは家族や知人から疎外されるようになり、人生でのキャリアを失ったり、自殺企図をしたり、逸脱者や非合法集団と関係したりするといった問題が生じかねない。実は、こうした問題の背景に発達障害があることは少なくない。ギャンブル依存の自助グループを主宰しているNPO法人ワンデーポートの代表をしている中村努氏は、利用者の半分以上が発達障害などの精神科的な問題を抱えていると指摘している。

発達障害と依存症

発達障害の中でも、特にＡＤＨＤは衝動性を主な症状として持っており、依存症の併存が多いことが知られている。米国のある調査では、ＡＤＨＤの15・2％に物質関連障害（アルコール、薬物依存などの総称）を合併したという報告がみられる。さらにこれも海外のデータであるが、治療を求めて医療機関を受診するギャンブル依存症のうち25％はＡＤＨＤであったという研究もある。

一方で、ＡＤＨＤと依存症は、併存しているかどうか見分けるのが難しい場合も多い。例えばＡＤＨＤの当事者において、「衝動的に自分がやりたいことを止めることができない。よく他人から上の空で話を聞いていないと言われる。その場で衝動的に適当なことを言ってしまう」というような発言は多い。

ただ、さらに詳しく聞いてみたときに、「やめようと思っていても気が付いたらパチンコ台の前に座っている。家族と話していても、明日はどの台に座ろうかしか考えられない。家族にはパチンコ屋に行くとは言えないので、仕事に行くとウソをつく」などと言う。このように明らかに常習性、依存性があるケースでは、ギャンブル依存症を考える必要がある。

つまり、ＡＤＨＤと依存症が併存している場合、一見、ＡＤＨＤだけ、もしくは依存症だけで説明がついてしまうように見えることは少なくない。このため、発達障害の患者には依存症の併存を、依存症者にはＡＤＨＤなど発達障害の併存を意識し、問診やスクリーニング検査などを行っていく必要がある。

ＡＤＨＤなどの発達障害と依存症が併存している場合、どちらか一方を先に治療するのではなく、両者に同時に介入することが重要である。このような場合、非薬物療法として、発達障害と依存症の両者の治療グループや自助グループに加わることが可能となる。

さらに、発達障害の症状に対する薬物療法が二次的に依存症の症状を改善させる可能性もあるし、依存症の自助グループに通って自身の居場所を認めることで、発達障害による自己肯定感の低下などが緩和されることも考えられる。

ある高学歴の男性

北村晴夫さん（仮名）は、西日本の国立大学法学部の出身である。20代の弁護士で、大学在学中に司法試験に合格した秀才であった。その後は司法修習生として研修を終え、希望どおりに都心にある弁護士事務所で勤務を開始した。

周囲の期待も高かったが、本人も仕事には自信を持っていた。これまでの人生で、学力や知識に関することでは、だれにも負けたと思ったことはなかったからである。

ところが実際に勤務が始まると、まるで様子が違っていた。暗記ものや知識だけで、現場の仕事は回らなかった。同僚、上司、あるいはクライアントから様々な、時には予想外の相談や発言、時にはクレームがみられ、そういったとき、北村さんは自分の考えを整理できずに返答に窮することがよくあった。

特に理由もなく、ケアレスミスも頻発した。書類作成にあたって誤字や脱字も多く、繰り返し見直しをしてもなかなか完璧なものにならなかった。また指示漏れも多かった。特にいくつかの案件が重なると、混乱して何から手をつけていいのかわからなくなった。

仕事についていては、あせればあせるほど、うまくいかなかった。上司からの仕事の依頼も、話が長くなると、要点がつかめずに、一部しか理解できないことや、聞いていたはずなのに内容が漏れていることがしばしばだった。

こういう低迷状態が続いた時期、周囲に親しい友人がいない北村さんは、パチンコにのめりこんだ。パチンコをしているときだけ、安心で気分が爽快だった。ただ、まるで勝てなかった。

給料を使い果たし、貯金もとりくずした。その後は、クレジットカードやサラ金から借金を繰り返し、損失はふくらむばかりだった。実家に数回金銭の無心をしたことをきっかけに母親が不審に思って上京し、北村さんの生活の実態が明らかになった。

この時点で借金は500万円を超えていた。勤務先にも返済の督促の電話があり、事務所の同僚からもなにかおかしいと思われていた。母親は借金を清算し、事務所を退職させていったん地元に引きとることを決め、本人もそれに従った。外来で相談を受けた私は、北村さんの郷里にあるギャンブル依存症の治療施設を紹介するとともに、ギャンブル依存の背景にＡＤＨＤがあることを説明した。

この説明に、本人は納得したようだった。「子供のころから小さなミスをしやすいのは自覚していました。ただ、自分は知識もあり、問題を解くスピードも速かったので、テストなどは何度も見直してミスをなくすようにしていました。学生時代、司法修習生のときまでは、それでうまくいっていたのですが、仕事となると自分のペースに持ち込めませんでした」と北村さんは述べたのだった。

薬物依存

２０１９年から20年にかけて、著名人が薬物で逮捕される事件が相次いだ。２０１９年3月にミュージシャンで俳優のピエール瀧氏が麻薬取締法違反容疑で、5月には元ジャニーズ事務所の田口淳之介氏が大麻取締法違反容疑で逮捕。11月には女優の沢尻エリカ氏が合成麻薬ＭＤＭＡ（エクスタシー）を所持していたとして麻薬取締法違反容疑で逮捕された。同月には、元タレントの田代まさし氏が覚せい剤取締法違反容疑で再逮捕、元オリンピック選手でプロスノーボーダーの國母和宏氏も大麻取締法違反容疑で逮捕されている。さらに２０２０年2月には、歌手の槇原敬之氏が覚せい剤取締法違反容疑で再逮捕、9月には俳優で映画監督の伊勢谷友介氏が大麻取締法違反容疑で逮捕された。

ここで、現在の日本社会で流通している違法薬物の状況について、ざっと概説しておきたい。厳密な分類ではないが、違法薬物は依存性の高さによって「ハードドラッグ」と「ソフトドラッグ」に分けられる。

覚醒剤、コカイン、ＬＳＤなど依存性、中毒性の高いものがハードドラッグと呼ばれるものである。さらにヘロイン、モルヒネなど非常に強い依存性を示す「麻薬」に分類される薬物も、これに含まれる。一方、大麻（マリファナ）は比較的依存性が低く、ソフトドラッグに分類されている。睡眠薬、抗不安薬などの精神科の治療薬やアルコールも、ソフトドラッグである。

これらの伝統的な薬物に加え、近年は新たな薬物の蔓延も指摘されている。かつて「脱法ハーブ」と呼ばれていた「危険ドラッグ」は、覚醒剤、大麻などの化学的構造を変えた薬物であるが、その名の通り、総じて危険な薬理作用を持っており、心循環系に与える副作用が大きく、不整脈などを起こして心停止に至る例が多く報告されている。この点は、精神に対する作用は強いものの、身体的な影響は小さい覚醒剤とは対照的である。

女優の沢尻氏が所持していたＭＤＭＡは、海外ではかなり流通しているが、日本では使用例は少なく、臨床現場で問題になるほどではない。ＭＤＭＡも覚醒剤の類似薬物で、危険ドラッグと同様、心停止を起こす恐れがある。２００９年、不良ぶったキャラクターで人気のあった俳優の押尾学氏が、若い女性と一緒にＭＤＭＡを使用し、女性が心停止で亡くなるという事件が起きている。このように、20代、30代の若く健康な人でもＭＤＭＡの乱用で突然死に至った例が少なからず知られている。

覚醒剤の恐ろしさ

精神科の臨床現場では、薬物依存の患者の多くは覚醒剤の関連疾患で、このトレンドはあまり変わっていない。覚醒剤による精神障害は重大なものがあり、大麻とは比べ物にならない。

覚醒剤など中枢神経系に作用する物質による精神への影響は、ほとんどの場合は一過性である。覚醒剤は短期の使用で、激しい興奮や快感をもたらす。

けれども、これに加えて薬物への感受性の強い人の場合、たった一回の覚醒剤の使用だけで、興奮状態に陥るだけでなく、その後も幻聴などの病的な症状が続くことがある。「警察に追われている」「殺される」といった追跡妄想、被害妄想もよくみられ、こういう状態は「覚醒剤精神病」と呼ばれている。

以前、私が診察した覚醒剤の乱用者においては、刃物で自分の腹部を何度も突き刺した人がいた。こうした自傷行為や自殺企図もあれば、他害行為もまれではない。覚醒剤精神病の多くは、幻覚妄想状態で器物損壊や対人的な暴力を働き、警察を経由して、精神科に入院してくる。

さらに重要なのは、覚醒剤精神病の症状は、統合失調症とほとんど区別できないほど似ていることである。ただし、覚醒剤精神病は統合失調症と違い、抗精神病薬によって短期間に症状が改善することが多い。最初は興奮して何を言っているかわからないほどの混乱した状態でも、治療薬の投与をすると、1~2週間で快復し、短期で退院する場合も珍しくない。

覚醒剤の危険性の高い点は、たとえ覚醒剤をやめても、何カ月あるいは何年経ってからでも幻聴や被害妄想が持続しやすい点である。またいったん快復したかに見えても、何らかの刺激によって幻覚や妄想が再燃（フラッシュバック）する場合もしばしばみられる。覚醒剤を使用すると通常は興奮して気分が高揚し、いわゆるハイテンションな状態になるが、効力が切れると、逆にうつ状態に陥る。その状態から脱するために、再び手を出してしまう人が多い。

かつて日本で覚醒剤は合法で、第二次大戦後には広く使用されていた。戦争中には日本軍が航空機パイロットや軍需工場の工員に与えていた。戦後、軍が備蓄していた覚醒剤は他の薬品とともにGHQに接収された後、一般の市場に大量放出された。

市場に流通しはじめた覚醒剤（商品名はヒロポン）を積極的に使用したのは作家、芸人などの文化人であった。『堕落論』『桜の森の満開の下』などの作品で知られる坂口安吾は覚醒剤の乱用者で、妻である坂口三千代の『クラクラ日記』には、裸で雪の中を走り回ったり奇声を上げたりするなど、安吾が覚醒剤による精神病の症状を呈していたことが描かれている。

覚醒剤はまもなく、文化人から一般の人々へ蔓延した。これが第一次覚醒剤乱用期である。しかし1951年に覚せい剤取締法が施行され、ようやく流行はいったんは収まった。しかし、1970年代半ばから再び流行がはじまった。暴力団が資金源を求めて覚醒剤の流通ルートを握ったことが原因であり、第二次覚醒剤乱用期と呼ばれている。

この時期の乱用者数は、第一次のそれをはるかに上回り、80年代にピークを迎えた。その後、取り締まりの強化で減少に転じたが、根絶にはほど遠く、現在でも、薬物依存症で精神科を受診する患者の中で圧倒的に多いのは、覚醒剤による症状に苦しむ人たちである。

さらに認識すべきは、覚醒剤などの薬物依存の患者に、ADHDなどの発達障害が多い点である。ADHDは、これまで述べてきたように「衝動性」を主要な症状としており、依存症につながりやすい。さらにADHDの人は新奇さやリスクを求める傾向(センセーションシーキング)が強く、この傾向も薬物などの乱用につながりやすい。

薬物依存の男性

樋口靖之さん(仮名)は、10代のころから、禁止薬物の乱用歴があった。マリファナと覚醒剤の他に、エクスタシーの使用歴もみられた。違法薬物の乱用により、過去に逮捕歴、服役歴が数回ある。

30歳ごろより、「テレパシーが聞こえる」という訴えがみられたが、精神科受診はしなかった。次第に、周囲の人の考えが自分に伝わってくる感じや、著名人や天皇などに話しかけられるようになった。また、話しかけてくる人物と会話をすることもあったという。

35歳になり刑務所を出所後、母親と二人で暮らしていたが、テレパシーの体験は持続しており、シャワーを浴びながら一人でにやにや笑うこともあった。「総理大臣が家族と一緒に自分をはめている」との被害妄想的な発言もみられ、しばしば感情面で不安定となった。

やがて母親に対する暴力がひんぱんになったため、母親が警察に助けを求めた。樋口さんは自宅にたてこもっているところを警察官に保護されて、精神科に措置入院となった。

入院時、薬物の使用は否定し、「嫌がらせを受けた。18億円の振り込みのことだ」「弟とか周りの奴らがやった」などと被害妄想的な訴えを述べ、「トイレに行くのに服が汚れたらいやだから」といって興奮して全裸になるなど奇異な行動がみられた。

樋口さんは薬物療法によって、3週間あまりで興奮状態となることはなくなった。それでも、「テレパシーで先生の考えていることはわかっている」「サーフィンで月に50万円を友達からもらっている」「天皇はおれと話しているとためになるから成仏しないんです」など、奇妙な発言は持続していた。

安定した状態になってから、小児期の経過について聴取することができた。小学生のころから、周囲の子供とよくけんかをしていた。親やきょうだいとのけんかも多く、親からぶたれてもやりかえしていた。

また当時、忘れ物がひんぱんだった。じっとしているのが苦手で、教師からは落ち着きがないとよく指摘された。教科書を毎日のように忘れるため、全部学校に置いていたという。授業中も集中できず、よく別のことを考えていたというが、成績は比較的上位だった。

中学生のころからは衝動性がさらに顕著となり、街中においてひんぱんにけんかをするようになった。この時期、家族などに対する傷害により警察沙汰になったことがあった。

樋口さんの場合、小児期から不注意と衝動性がみられ、薬物依存のベースにＡＤＨＤが存在しているると考えられた。その後、30歳ごろからみられる幻覚妄想状態は、おそらく覚醒剤による薬剤性精神病が遷延《せんえん》したものであると考えられる。今後、薬物依存を断ち切るためには、ADHDに対する治療により、衝動性を抑制することが重要である。

『エレメンタリー　ホームズ&ワトソン in NY』

海外テレビドラマには、しばしば薬物依存をかかえた主人公が登場する。名探偵「シャーロック・ホームズ」の現代版といえば、BBCが制作した「SHERLOCK（シャーロック）」の評判が高い。ベネディクト・カンバーバッチが演じた現代のシャーロックは、自ら「高機能ソシオパス」と称する風変わりな人物で、ASDの特徴が濃厚であった。

この「シャーロック」は現代のロンドンに舞台を置き換えたものであったが、それに対して、『エレメンタリー　ホームズ&ワトソン in　NY』は舞台を現代のニューヨークとしたものである。本作品のシャーロック・ホームズにはADHD的な特性がみられることに加えて、薬物依存を併存症として持っているため、ニューヨークに療養に来ているという設定になっている。

このシリーズは2012年にアメリカで放送が開始されたものであるが、特異な点はワトソン役が女性の元心臓外科医であり、さらにアジア系の女優であるルーシー・リューが演じていることもサプライズであった。

ロンドンではスコットランドヤードの顧問をしていた本作品のホームズだったが、ヘロインへの依存が悪化して仕事を続けることができなくなった。このため米国のリハビリ施設で治療を受け、退所後はニューヨークで生活をしていた。

ホームズはニューヨーク市警の顧問となったが、父親からは薬物依存の当事者の付添人として、元女医であるワトソンが派遣されてきた。

二人は共同生活を送ることとなり、時に激しくぶつかりながらも事件には協力して立ち向かい、ホームズの天才的な推理力によって数多くの難事件を解決していくという物語である。

このニューヨークのホームズの特徴としてあげられるのは、何よりも過剰集中の凄さである。犯罪捜査においていったん何か気になる点があると、他のことは目に入らずとことん集中してしまうし、行き過ぎた捜査方法もとってしまう。

さらに彼は乱暴で衝動的で、感情のままについ暴言を吐く。ワトソンともひんぱんに衝突するが、ギリギリで自分を抑制していた。自信家で、他人を見下した物言いでついトラブルを招いてしまうが、相棒のワトソンの推理力はホームズに勝るとも劣らないものがあり、お互いに能力は認め合うようになっていく。このような衝動性、過剰集中などの特徴を持つホームズは、ADHDの特徴を示しており、それが薬物依存をもたらす要因の一つだったのかもしれない。

アルコール依存症の併存

山口慶子さん（仮名）は、15歳の中学3年生時にいじめに遭ったことをきっかけとし、感情面で不安定となり不登校となる。その後、高校、専門学校と進学をしたが、高校を卒業したころから、イライラするとリストカットを繰り返し、不安感や抑うつ気分が強くなったため、精神科のクリニックを受診し、通院を開始した。

病院ではうつ病、不安障害などと診断され、投薬を受けたが、なかなか精神状態は安定せず、リストカットや過量服薬を繰り返した。通院先も転々とし、10カ所あまりの精神科クリニックや病院を受診した。

山口さんは、うつ病の他、統合失調症、境界性人格障害、摂食障害など様々な診断を受けている。22歳ころより飲酒を多量にするようになり、一日にビール３５００㎖（缶ビール10本分）を飲み干すこともあった。

27歳ごろより、漠然とした不安感や抑うつ気分、希死念慮が増悪し、これ以後、精神科病院に計6回の入退院を繰り返した。31歳からは飲酒による問題行動が目立ち、アルコール依存症と診断され、アルコール関連の専門病院に入院を繰り返した。その後、入院中の担当医より発達障害を疑われ、当院専門外来を受診した。

外来では、生育歴を含めて詳細な病歴聴取を行った。出生時は異常なく、発育にも特記事項はみられなかった。

山口さんの特性がはっきり目立つようになったのは、地元の公立小学校に入学してからのことである。授業中は落ち着いて座っていることができず、授業やテストでは集中困難で、忘れ物も多く、通信簿でも「落ち着きがない」とコメントされている。

学校では明るく元気がよかったが、鞄やハンカチなどをよく置き忘れ、家で映画のＤＶＤを見ていても、落ち着いて見ることができなかった。いつもよくしゃべり、先走って人の話にかぶせて話す傾向もみられた。

仲間外れになりたくないという思いが強く、友人に勧められれば何でもついて行く傾向があった。思っていることを躊躇せずに言ってしまい、そのため周囲からは疎《うと》ましく思われるようになった。このような対人面での失敗が続き、思春期からは、人と付き合うことに自信がなくなっていた。

中学3年生の頃にいじめに遭い、一時、不登校となっている。通信制高校をへて、専門学校卒業後は服飾店や雑貨屋などでアルバイトをしていたが、不注意によるミスが多く、人間関係も上手くいかず、転々と職場を変えていた。

このように、小児期より、不注意、多動の症状がみられ、思春期以後は主に不注意症状により、社会適応が不良となった。対人関係も不安定で、二次的に不安、抑うつ症状が出現したと考えられた。治療としては、ＡＤＨＤ治療薬を開始し、徐々に情動面での安定化がみられ、注意の散漫さ、情動の不安定さは軽減している。

第10章　発達障害と犯罪

裁判での誤診

発達障害と犯罪の関係については、これまで様々な主張がなされてきているが、多くの誤解が存在している。振り返ってみると、発達障害、特にアスペルガー症候群という病名が社会的に大きな注目を集めることになったのは、２０００年代の初頭、不可解な事件、特に加害者が未成年である重大事件において、加害者がアスペルガー症候群であると繰り返し指摘されたことがきっかけであった。

このため、一時はアスペルガー症候群と犯罪の関連が強調されることが多かったが、この点を現在の視点から検討してみると、裁判における鑑定を担当した精神科医の診断に関する「技量」の問題に加えて、弁護側の法廷戦略という側面が少なからずみられたと考えられる。

こうした事件の代表的なものとして、「豊川市主婦殺害事件」と「佐世保小６女児殺害事件」

があげられるが、これらについては別の書籍に述べたので、参照していただければ幸いである（『発達障害』文春新書）。

いずれの事件も、被疑者がアスペルガー症候群、あるいはＡＳＤ（自閉症スペクトラム障害。当時の名称では「広汎性発達障害」）であると指摘されたが、両方の事件ともその診断の根拠は曖昧で、誤診と考えられるものだった。

これまで少年事件も含めた刑事事件において、被疑者の弁護側により刑罰が減免されることを目的として、あるいは情状酌量のために、加害者がアスペルガー症候群などの発達障害に罹患していると主張することはしばしば行われてきた。現在でもそういった事例は散見される。

しかしながら、実際のところは、単なる誤診や意図的な誤診であることも多く、まったく精神疾患を認めない場合も少なくない。

ところが、これとは逆の場合も存在している。被疑者がＡＳＤと「誤診」されるケースは殺人などの重大事件に多いが、一方で発達障害の存在を見逃す場合については、ごく軽微な犯罪から、世の中のだれもが知っている重大犯罪まで数多く認められる。

こうしたケースにおいては、ベースに存在する発達障害、特にＡＤＨＤ（注意欠如多動性障害）に適切に対応ができなかったために、状況がより深刻化したと考えられることが少なくない。特に若年者の事例では、適切な診断と治療が行われていれば犯行には至らなかったと考えられるものも散見している。本章ではこのような視点から、発達障害と犯罪の関連について述べていきたい。

詐欺事件

ここに述べる事件では、インターネットのオークションサイトにおいて、加害者がレアなブランドものを出品していると偽り、被害者から多額の現金をだまし取っている。

小林博之さん（仮名）は、埼玉県の生まれ。幼児期に言葉の遅れがあり、多動が目立ち、親が目を離すと常に動き回っていることが多かった。他の子供との関わりはわずかだった一方、電車へのこだわりが強く、日本全国の駅名を覚え、毎日駅名を紙に書いて、その紙を段ボール箱いっぱいにためていた。

小学校入学後は、教室の配置にこだわり、校舎や各教室の並び、どの教室にどの教師がいるかについて詳細な図面を描いて覚えていた。授業は比較的落ち着いて聞いていたが、教師の話に集中できていないことが多かった。3、4年生頃からは、他の生徒から靴を隠されたり、やってもいない悪戯をやったと教師に報告されたりするなどのいじめを受けるようになった。

中学生になると、イライラすることが多くなった。自分の思う通りにいかないとすぐに癇癪《かんしゃく》を起こすため、なかなか友人ができなかった。休み時間は一人で校内を徘徊した。ゲームやインターネットに熱中し、自室で夜まで続けてしまうため、朝起きられないこともあった。

高校も同様の状態だった。ゲームセンターに一緒に行ったり話をしたりする友人はできたが、本当に親しい友人はいなかった。友人や先生が自分の考えを理解してくれないと感じるとすぐに怒り出し、けんかになることが多かった。

自宅では衣服のタグにこだわるようになり、「タグは必ずつけておくもの」と固執し、母親がズボンのタグを切ってしまったことに激怒して、同じものを買いに行かせたことがあった。

高校卒業後は、専門学校に入学しパソコンの勉強をしたが、ほとんど友人はできなかった。ネットやSNSに熱中し、朝までチャットやサイトのチェックをしていることが多かった。

専門学校卒業後、障害者雇用で金融関係の会社に就職した。そこでホームページの管理をしていたが、1年半で退職している。自ら中国語の講座に通うと決めて、授業の時間に間に合うために定時に退社することが続いていたが、そのことを指摘した上司に「定時は終わる時間なので何がいけないのか」と抗議して険悪になったことが原因だった。

これ以後、小林さんは、ひんぱんに転職を繰り返した。IT関連会社、携帯電話会社、食品会社などに就職しているが、半年から1年あまりしか続かないことが多かった。

仕事において、業務そのものを遂行することに大きな問題はなかったが、いずれも些細な理由で退職に至っている。「朝早いことが苦痛になった」「会社の細かい社則が嫌になった」「雑用が苦痛」など、自分本位のきっかけが多かった。

買い物依存

小林さんのブランド品への執着は、20歳ごろに始まった。両親と海外旅行に訪れた際、エルメスの財布を買ってもらって身につけた際にうれしい気持ちになり、それ以後、ブランド品に憧れを抱くようになった。

22歳で都心にある会社に就職した時、通勤時に高級ブランド店を何度も目にし、ブランド品を購入したい気持ちが強くなった。ある日、エルメスの店舗で靴を買った際、店員が名刺をくれて親切に接してくれたことを非常にうれしく感じ、特に欲しいものがなくても何度か同じ店舗でカバンや服を購入することを繰り返した。

その後、別のブランド店でも買い物をするようになった。親切な接客に対する気持ちよさが忘れられなくなり、購入しないと店員に申し訳ないと考えて、必要のないものまで購入を続けた。また、買ったものを写真にとってＳＮＳに投稿するようになり、「いいね！」といったコメントを見るとさらにうれしい気持ちになったため、ますますやめられなくなった。

このため、１カ月で１００万円ほど買い物に使うことが続き、クレジットカードを10枚あまり持つようになった。ＳＮＳ上で評価してもらいたい気持ちはより強くなり、特に希少なものや高価なものを購入するようになった。ただ購入後には、実際には身につけずにすぐに売ってしまうことも多かった。

その後も同様のブランド品の買い物を継続していたが、26歳の時、買い物をし過ぎたために、ついにクレジットカードが停止され、使えなくなった。それまでの支払いの不足分は、母親がすべてを負担した。母親は、土地を売却して返済に充てていた。母親に対しては、「申し訳ない」

という気持ちと「払って当然」という気持ちが半々であった。そのような状態になってからも、小林さんは買い物をやめられなかった。

「レア物を入手できるすごい人と思われたい」「ブランドの買い物を続けたい」という気持ちが抑えられず、所有していない商品や希少バッグが入手可能であると偽り、インターネットオークションを介して現金をだまし取ったのである。

ASDという診断

拘置所に勾留中に、小林さんに会うことができた。面接時の態度は穏やかで、感情的にも安定していた。ただ曖昧な表現は苦手で、具体的に定義しないと理解ができないことがあった。文脈を読むことは難しく、字義通りに受けとってしまうこともみられた。

本人は、会話の内容がわかっても、ジョークや他人が面白いと思うことがわからないことがあると述べている。犯行の経過については、自分に不利と思われる点も正直に話し、とり繕《つくろ》うことは少なかった。

小林さんの診断は、ASDと考えられた。さらに彼には、病的な「買い物依存症」が併存していたが、これはASDに伴う二次的な障害と考えられる。

これまで述べてきたように、ASDには、二つの主要な症状がみられる。一つは対人関係、コミュニケーションの障害であり、もう一つはこだわりの強さ、強迫的な行動パターンである。

小林さんは対人関係が不得手で、幼少期から成人に至るまで、表面的な関係は保っていたが親しい友人はできず、友人がいたとしてもゲームなどの興味に基づく関係のみであった。周囲が自分と同じ考えではないことが理解できず、すぐに「合わない」と関係を切ってしまうことがみられた。

成人になってからは転職を繰り返した。自分の納得のいかないルールや対人関係に不満を抱いての退職が目立った。さらに、買い物依存のため金銭的に多大な負担をかけてきた母親への情緒的な共感が乏しいことからは、他者の視点を持つことが困難で、他人の感情や情緒的状態を把握する能力に制限があると考えられた。

また小林さんは、幼少期から特定の事物への限定的な興味や反復的な行動を示している。前述したような電車に対する強い興味を持ち、日本全国の駅名を覚え、繰り返し紙に書いたり、学校で教師の配置を確認したりすることである。

ブランド品への強い渇望があり、クレジットカードを複数持ち、多額の借金をしてまでブランド品を購入してネットに掲載し続け、ついには詐欺にまで至っていること、幾度か経済的な負担を考えてやめようとするも失敗が続いていたこと、どんどん希少なものや高価なものを買おうとして歯止めがきかなかったことなどは、「買い物依存」の特徴に一致している。

現時点で、買い物依存は、正式な精神疾患の診断名としてDSM-5（精神疾患の診断・統計マニュアル第5版）やICD-10（「疾病及び関連保健問題の国際統計分類」）の診断基準では定義はされていないが、ＤＳＭ‐５における「特定不能の秩序破壊的・衝動制御・素行症」に分類が可能である。

小林さんはこれまでに、対人関係の構築が不得手であり、実社会で満たされない承認欲求、ネットや限られた対人関係への傾倒、買い物における目標への没頭、衝動のコントロールの不良さ、情緒的共感の乏しさなどが相互的に作用し、強迫的な買い物と詐欺行為へ発展したと考えられる。治療にあたっては、ＡＳＤの特性に沿って、社会生活の「ルール」を身につけていくように指導することが重要である。

リンチ事件

その事件は日中、繁華街で起きた。梅雨時で、細かい雨が降ったりやんだりを繰り返している、6月の蒸し暑い日のことだった。場所は、大阪ミナミの裏町である。表通りの繁華街から数ブロック歩くと、個人用のワンルームマンションや雑居ビルが立ち並ぶ雑然とした一角になる。

川合慶子さん（仮名）は、この町の住人だった。彼女は、自室から徒歩圏内にある風俗店で、半年あまり働いていた。店に行くのは週に3〜4回で、昼過ぎからラストまでいることが多かったが、夕方からのシフトのこともあった。

前日、部屋に戻ったのは、深夜の3時過ぎだった。仕事が終わってからも、しばらくだらだら職場で過ごして遅くなった。自室に帰ると、途中のコンビニで買った弁当を食べながら、着替えもせずに寝入ってしまった。この日も寝る前に何か食べたくなってしまい、身体によくないとわかっていても食欲を抑えられなかった。

翌日の午前中、携帯に連絡があったのが、11時過ぎのことである。電話の相手は、相良由紀子さん（仮名）、店で働く女性の一人だった。客には人気があるがきつい性格の女性で、店長の「彼女」だったため、慶子さんたちの仕切り役をしていた。

由紀子さんから「すぐに事務所に来い」と言われて、寝起きでぼんやりとした頭のまま、店が事務所兼休憩所として借りている別のマンションの一室に向かった。

慶子さんはこのところ、仕事がたてこんでいて疲労がたまっていた。短い距離を移動することも寝起きの体には億劫だった。部屋に着くと、そこには由紀子さんの他に二人の人物がいた。二人とも顔見知りの風俗嬢だった。そのうちの一人が、被害者となる竹田佳織さん（仮名）だった。佳織さんは裸足で、両手は後ろ手に縛られて壁にもたれかかったまま、床に座り込んでいた。

由紀子さんは佳織さんの髪の毛をつかんで、顔をあげさせた。佳織さんは焦点の定まらない視線であたりを見回すと、急に嗚咽《おえつ》をあげ始めた。「うるせえんだよ」と由紀子さんが怒鳴りつけ、そのまま佳織さんの頰を引っぱたいた。

そして慶子さんの方をふり向き、殺気だった様子で「お前もやるんだ」と怒鳴り声を上げた。慶子さんは少しひるんだが、由紀子さんには逆らえなかったので、少し手加減をして佳織さんの頰を平手打ちにした。

どうしてこんなことをするのかと慶子さんが聞くと、「こいつは気に食わない、言うことを聞かないし、ウソばかり言うのでやきを入れてやるんだ」と由紀子さんは答えた。

後で事情を聞くと、きっかけは些細なことだった。佳織さんが、ボス的存在である由紀子さんのことを快く思わず、由紀子さんの恋人である店長にちょっかいを出しているらしいという噂を由紀子さんが聞きつけたらしかった。

慶子さんにとって、被害者となった佳織さんの印象は薄く、どうでもいい存在だった。佳織さんはこのあたりの風俗嬢にしては年をとっていたし、ミナミの町にもあまりなじんでいない様子だった。ただ、そんなことは別に珍しいことではなかった。

この時は、後先を考えないまま慶子さんはリンチに加わった。タバコの火を佳織さんの腕に押し付けた。多少は手加減したが、鉄パイプで背中や頭を殴った。もう一人の同僚も仕方なく参加しているようだったが、由紀子さんは本気で力を入れているように見えた。はじめは呻《うめ》き声をあげていた佳織さんだったが、やがてぐったりして反応しなくなり、リンチは終わりになった。

夕方になり、店の従業員が様子を見に行った。佳織さんの顔は青ざめ、呼吸が止まっているようだった。慌てて119番に電話をし、佳織さんは救急車で病院に運ばれたが、搬送先の病院で死亡が確認された。

生い立ち

慶子さんは、和歌山県の生まれである。2歳の時に両親が離婚し、母子寮で育った。小学校2年生頃から、不注意さ、集中力の障害が目立った。忘れ物が多く、物をひんぱんになくした。落ち着きがなく、小学校の高学年になっても、「じっとしているのが苦手な子供」と担任から指摘された。本人も座っているのは苦痛であったと振り返っている。学校の勉強にはついていけず、よく同級生からいじめを受けていた。生活リズムの乱れから、体調がよくないことが多かった。

中学に進学してからもいじめが継続し、2年生で不登校となった。それでも、人なつっこい性格で友達は多かった。おしゃべりで、人の話を聞くことが苦手だった。相手の話の内容が頭に入っていないことが多く、繰り返し説明をしてもらう必要があった。また、声をかけられても、きちんと聞かずに流してしまう傾向もあった。

不登校になってからは、非行グループの仲間入りをした。とはいっても中心メンバーというわけではなく、周囲からは「とろい」と思われていて、なんとか参加させてもらっているという状態だった。仲間のまねをして喫煙や万引きなどをしたため、何度か警察に保護されている。

年を偽ってガールズバーで働いたこともあった。だが、客との会話が続かずにすぐに辞めさせられた。最近は、風俗の仕事をして生活費を得ていた。覚醒剤や危険ドラッグなどの違法薬物を使用したことはあったが、金銭的に購入できず、常習することはなかった。

慶子さんは、実家のある和歌山と大阪を行ったり来たりしていたが、次第に実家からは足が遠のいた。ミナミの部屋や事務所に泊まることもあれば、ネットカフェや男性の家を転々としていたこともあった。

面接

事件の後に逮捕され、拘置所に収容されているときに、慶子さんと面会する機会があった。面接時の態度は穏やかで、質問に対して時折涙しながら誠実に答えていた。話に出てくる言葉は平易な単語が多く、自身の感情を表現することが苦手な様子であった。

本人に不利と思われる点も正直に話していたが、質問の意図と答えがかみ合わないことがたびたび見られた。質問をわかりやすく繰り返すことで、ようやく必要な答えが得られた。

慶子さんの様子には、無力感や諦めがみられた。重要な問題を解決しようという意欲はみられず、楽で居心地のよい場所に逃げ込もうとする気持ちが強かった。今さえよければという考えが強く、目先の楽しみを追い求めるという刹那的な行動をとりやすい傾向を示していた。

他人への依存的な傾向も強かった。関心を向けてくれる相手とは、どのような人物であっても、すぐに親しくなる傾向がみられた。ただ自分本位であることが多く、なかなか安定した関係を持続しにくかった。

本人の書いた反省文を読むと、文章は回りくどく迂遠で、自身のまとまらない頭の中を、読み手を意識せずにそのまま文章化しているものだった。言葉遣いは幼稚で誤字脱字が多く、漢字も小学校レベルのものしか書けていなかった。

診断

川合慶子さんの診断は、ＡＤＨＤと考えられる。また、面接時の受け答えや反省文の書き方、さらには小学校時代からの成績の悪さや学校生活になじめずいじめの対象となってしまったことなどは、軽度の知的障害が併存する可能性も示している。

ＡＤＨＤの症状は明らかである。幼少期からじっとしていることが苦手であった点、忘れ物が多かった点、行動が衝動的で後先を考えられずにその場のことだけ考えて行動する点、自身の感情に気が付いたり言語化したりすることが苦手な点、片付けができない点、友人関係が長続きしない点などはＡＤＨＤにおける多動・衝動性や不注意を示している。

ＡＤＨＤでは違法薬物の使用率が高いことが知られているが、これも慶子さんにおいてはあてはまっている。また行動パターンに計画性がなく、衝動的で思い付きで動いてしまう点も、ＡＤＨＤに特徴的である。

ＡＤＨＤなどの発達障害は生来の障害ではあるが、幼少期には障害として認識されずに、成人してから指摘されるケースも少なくない。慶子さんの幼少期は母親が離婚し、母子寮に入所していた時期であり、障害が見逃されていたと考えられる。

明らかなＡＤＨＤがあるにもかかわらず、彼女は障害に応じた社会的なサポートを受けてこなかった。これが、犯行に至る遠因として存在している。慶子さんの母親は娘の障害について認識しておらず、学習面、学校生活での必要な対応を行うに至らず、学校でも障害を認識していなかった。

ＡＤＨＤについては、その重要な症状として、衝動性があげられる。慶子さんにおいても、「カッとなると、自分の行動がコントロールできない」という訴えがみられ、行動面での衝動性が認められることが明らかである。今回の犯行においては主犯ではなかったが、ＡＤＨＤの衝動性によって、自らの行動を十分にコントロールできない面も関係していると考えられた。

殺人未遂事件

逆に、他の精神疾患を発達障害と誤診している鑑定例もみられる。実父に対する傷害、殺人未遂で逮捕された北川隆さん（仮名）は、精神疾患を疑われて精神鑑定を受けた結果、ＡＳＤと診断された。しかしこの診断は明らかに誤診で、本来の診断は統合失調症であった。

北川さんは茨城県の生まれである。生育過程において、特別な問題を指摘されることはなかった。小学校低学年頃までは快活で明るい子供で、友人も多くいた。成績はトップクラスで、普段から家でもよく勉強をしていた。通知表の素行面に担任の教師は、「活発で友人も多い」と記載している。

北川さんの様子が変化したのは、小学校5年生頃からだった。急に怒りっぽくなり、妹の言葉尻をとらえて一方的に怒鳴ったり、頭を叩くなどの暴力を振るうことがみられた。母親に対しても暴言を吐くようになった。

暴言や暴力に及ぶ理由は、はっきりとはわからなかった。こうした行為が母親や妹の手に負えないようになった時には、父親が本人を大声で怒鳴ったりしたこともあった。

中学校に入学した頃から、北川さんの母親や妹への暴言、暴力行為が一層激しくなった。これと同時に、日ごろの様子はどこか元気がなくなり、学校を休みがちになった。また授業においても集中ができなくなり、成績もかなり低下した。

県立高校に入学してからは、暴力的な面は目立たなくなり、家庭においても大きな問題はみられなかった。しかし学校は休みがちで、授業中に隙間なくノートに文字を書くなどの奇妙な行動もみられた。

高校卒業後は警備会社に就職したが、別の仕事がしたいと言って、半年あまりで退職した。その後は、100円ショップ、居酒屋、コンビニなどのアルバイトを転々とした後、スーパーマーケットに勤めるようになった。ここには3年あまり勤務したが、正社員になれなかったため、再度警備会社に就職し、事件まで大きなトラブルはなく勤務を続けていた。

現病歴

北川さんに明らかな精神的な変調がみられたのは、25歳ごろからである。家族からみて、「落ち着きなくソワソワするようになり、家族との会話も上の空で心ここにあらず」という風になった。

また、同じころ、「ヤクザにアパートの周囲を見張られている」「夜中、ヤクザに玄関を蹴られた」という訴えがあり、心配した両親が本人のアパート周辺を見まわったり、職場に送り迎えをしたりもしたが、北川さんが訴えるような出来事は認められなかった。

しばらくすると、「もう大丈夫だから」と言って、両親となかなか連絡がつかない状態になった。それでも、たまに会えて外食した時などには、「あそこに座っているのはヤクザだ」などと述べることもあり、奇妙な考えは持続しているようだった。

翌年になり、特にきっかけなく、両親に対して大量の電子メールを送るようになった。多い時には一日あたり100通にも及んだが、ほとんどの内容は断片的で脈絡を欠き、意味がわからないものだった。

メールの中では「警察庁、NASA、習近平、戦争、霊魂、殺す」などの言葉が繰り返されていた。さらに両親に対して、「俺はフォースを使える、友人の亡くなった母に会った」などと異常なことを述べ、会話をしていてもどこか上の空で、「頭の中で会話しているよう」にみえた。

それからしばらくして、生活費に困った北川さんが両親に援助を依頼してきた。この際の様子は、母親によれば「表情も様子も明らかにおかしかった」。そのまま実家に連れ帰って、しばらくおとなしくはしていたが、父親が帰宅したとたんに北川さんは豹変し、父親をナイフで突き刺した。このことについて、本人は次のように述べている。

「父は警察庁と空港から5000万円ずつお金を抜いて、その1億円を習近平に送ってマネーロンダリングして、一部キャッシュバックを受け取るとか、訳のわからないことをした。そのせいで、私が尻ぬぐいで父を殺さなければいけない。日本の警察庁が中国にすがるなんて絶対にダメ」

「殺したいと思ったからナイフで刺した。他に理由はないです。私のジャッジメントで殺さなくてはいけないと思ったから、殺したいと思ったから、ただそれだけ」

「父を刺すまでが契約、プロミスなんです。プロミスは契約、ブラフマーとの。ドアの前で、ちゃんと予告後に来訪した親父を、ナイフで刺す、それで私は右腕を切る、ここまでが出来レースのプレゼンなんです。プレゼンが通った瞬間なんです」

診断

ここまで記したことから明らかなように、北川さんの診断は統合失調症である。思春期ごろから徐々に発症し、それとともに奇妙な言動が次第にひんぱんになった。さらに幻聴や妄想に支配されて今回の犯行に及んだのであるが、彼の論理は独特で、理解するのは難しい。

面接では一方的に自身の話をすることが多かったが、内容はまとまりを欠いていて、話題も転々として一貫性を欠くことが多く見られた。

「視力が悪いのに眼鏡を外して生活を始めました。両親が防衛省に勤めている同級生を蹴ってしまったため、メクラで生活することで〝あいつはまともじゃないから、殺す価値もない人間だ〟と思わせようとしました」

「その頃は夜中寝ていると、ブラフマーが来るようになりました。ブラフマーは宇宙の最高神で、夜中、私が寝ていると存在を感じるんです」

「父方の祖父は、東条英機と一緒に精鋭を集めて南京大虐殺を現場で指揮しました。その後、戦争に行ってジャングルファイトして、1000人のアングロサクソンを殺しました」

「なんで私が日本国の言うことを、裁判所の言うことを、警察の言うことを聞かないといけないんですか。私の言うことを裁判所が聞けば良いと思いませんか」

拘置所で職員に暴行したことがあったが、それについては、次のように述べた。

「強い者に巻かれる、ではダメなんです。多勢に無勢で不利な時に、戦う意思があることを示さなければいけないから。だから職員さんの帽子をとって、身体を取り押さえられるということもありました」

「腹に隠し持っていたペンで職員さんの目をつきました。これはプロフェッショナルの仕事で、ペンの先っちょで職員の右目を刺した。それ以上はプロだからやらないです。でも1回はやらなければならないからやりました」

ＡＳＤなどの発達障害においては、小児期より成人にいたるまで継続して対人関係が苦手で孤立した生活を送ることが多いが、その経過は紆余曲折がないことが多い。一方で北川さんにおいては、小学校高学年までは明るい優等生的な存在であったものが、それ以後大きく変化している。このような生活上の「屈曲点」が存在することは、統合失調症を強く示している。また北川さんにみられた被害妄想や幻聴などの病的体験については、ＡＳＤで出現することはあるがまれで、一般的には統合失調症に典型的な所見である。

精神鑑定においては、社会人になってから現在まで、比較的とぎれることがなく就労が可能であったことから、統合失調症を否定されたと考えられるが、経過や症状からは統合失調症以外の疾患は考えられない。このように司法精神医学の分野においても、実地臨床と同様に、明らかな誤診がみられることには注意が必要である。

終　章　誤診への対策

精神科の特殊性

この本のテーマは、「誤診」である。「発達障害はなぜ誤診されるのか」――この問題について本書では、実地の症例をあげながら、誤診が生じやすい原因について検討してきた。

繰り返しになるが、これには、成人における発達障害というのは比較的新しい概念で、多くの医師が十分になじんでいないこと、発達障害の主要な疾患であるＡＳＤ（自閉症スペクトラム障害）とＡＤＨＤ（注意欠如多動性障害）については、症状面、行動面で共通点が多く、区別が難しい場合が多いこと、ＡＳＤにおいてもＡＤＨＤにおいても、うつ病など他の精神疾患を併存することが多く、背後に存在する発達障害の診断に行き着かないことなどの複合的な要因が関連していることを指摘した。

以上の点は、多くの場合、診療を担当している精神科医の未熟さ、勉強不足に起因していることは否定できない。しかし、医師の側だけを批判することは一方的でもある。

というのは、精神医学はまだまだ未熟な学問であるからだ。精神科においては、他の診療科のように、明確に数値などで判断できる「生物学的指標」が存在していない。したがって、精神科における診断は、最終的には医師の主観や経験に基づいている。このため、診断結果については、どうしても「ブレ」が生じやすい。

たとえば悪性腫瘍の診断には、内視鏡やＭＲＩなどを施行し、さらに細胞を摘出して病理学的な検査が行われる。検査の精度の問題は存在しているが、目に見える、あるいは数値で表される「異常」を発見するための一般的な手順が存在しているし、医師にとっても勉強や研究が進めやすい。

けれども、精神科ではそうはいかない。うつ病や統合失調症、あるいは発達障害の患者さんの脳細胞を採取して詳しく検討しても、少なくとも現在の技術レベルでは、何も異常は発見できない。この点に関して、一般には大きな誤解があるようだ。誤解を与えている原因として、たとえばいわゆる「脳科学」があげられる。

マスコミやテレビの世界では、「脳科学」という怪しげな用語が何度か流行したことがある。テレビ番組では、自称「脳科学者」が活躍し、人間の様々な行動は「脳科学的」に明確に説明できると主張している。脳のことも、人間の精神のことも、詳しく研究されているように語られるのである。

テレビの画面に脳の断面図が示され、人の行動や感情の変化に伴う血流の変化などが色鮮やかに示されると、「脳科学」で人の精神の神秘は解明されているような錯覚に陥ってしまう。しかし、それにだまされてはいけない。

事実はまったく異なっている。いまだに脳については、基本的なメカニズムについても、ほとんど解明されていない。「意識があるとはどういうことなのか」「愛や憎しみはどうして生じるのか」といった一般的な疑問についても、「幻聴や被害妄想はどのように生じるのか」「なぜ中毒者は薬物への依存がやめられないのか」といった疾患に関する問題についても、現在の「脳科学」は何の答えも持っていない。

一方で、例外はあるが、多くの精神科医は控えめである。「脳科学者」のように、すべてが解明されているような発言をすることはない。研修を積んだ精神科医であるならば、人の精神とその疾患について、わかっていることはわずかしかないことを知っているからである。

ある人物が精神疾患に罹患しているかどうかは、その人の示す症状や臨床的な経過から判断する以外に方法は存在していない。いくら機能的なＭＲＩを駆使しても、答えは出てこない。他の医学と比べて精神医学がこのような状況であるため、精神科医が誤診をしやすいという側面も否定はできないのである。

もちろん、診断の問題に関して、精神科医にも、反省すべき点は少なからず存在している。精神科医のみにあてはまることではないが、注意しなければならない点は、優秀な医師であっても、その分野における定型的な考え方の「枠組み」や「ドグマ」から自由になれない点である。「まえがき」でも述べたが、かつて精神医学は、フロイト流の精神分析理論に翻弄され、蹂躙《じゅうりん》された時期が数十年も続いた。フロイトは偉大な研究者、著述家であり、彼の著作に学ぶべき点が多いことは確かである。しかし、フロイトの想定した「精神に関する理論」は思弁的なもので、実地の臨床に役立つものではなかった。

けれども、有効な治療法を持たなかった過去の精神科医の多くはフロイト主義に傾倒し、この傾向は1960年代まで続いたのである。

発達障害に関して述べれば、精神分析理論がもたらした重大な過ちは、発達障害、特に自閉症の原因を、親の養育の仕方にあると断定したことである。

現在、自閉症については、生まれながらの脳の機能障害であることが、医学的に証明されている。しかし精神分析によれば、もともとは「健康」であった子供が、「冷たい」親の誤った養育態度によって自閉症を発症すると主張されたのであり、多くの親、特に母親が不当な批判を受けたのだった。

「診断基準」にとらわれる

現在でも、いまだに精神分析の信奉者は存在しているが、治療法としての精神分析は過去のものとなっていて、臨床の現場ではほとんど用いられていない。一方、これに代わり、現在の精神科医にとっては、「診断基準」が新しいドグマとなりつつある。

世界的にみると、精神疾患についての公式の診断基準は、WHOが作成したICD（国際疾病分類）と、アメリカ精神医学会が作成したDSM（「精神疾患の診断・統計マニュアル」）の2種類があるが、DSMが優勢であり、現在はDSMの第5版が使用されている。

本書でもいくつか紹介したが、DSMはそれぞれの疾患についての診断基準を明示しており、該当する項目の数から診断が下されるため、経験の浅い医師でも比較的平易に診断にたどりつくことが可能である。

こうした診断基準が、過去の時代において、各国ごと、あるいは学派ごとに統一のとれていなかった疾患の概念を統一的なものとするのに有効であったのは確かである。最近では、臨床研究や、新薬の試験などには必ず用いられている。

それではどうして診断基準が問題になるかというと、疾患に対する概念を固定化してしまう点である。既存の診断基準を見る限り、精神疾患は適切に整理、分類されているように見えてしまうが、実はほとんどの疾患の本質は不明であるため、見かけ上の分類にすぎない。たとえば一見したところ、まったく異なった症状を示す疾患が、実は同一の機能障害が原因という可能性もあるのである。

しかしながら、大部の診断基準集が刊行されると、医師は必要以上にこれにとらわれてしまう傾向がある。能力の高い医師ほどこの傾向が強いようで、すぐに患者を診断基準に当てはめようとし、治療についても、診断基準に基づき「一般に認められた」治療法に従う傾向がある。定型的な疾患であれば、これが着実な方法である。けれども、本書のテーマである発達障害など、基本的な概念が揺れ動いているものについては、なかなかうまくいかない。

たとえば過去においては、ＡＳＤとＡＤＨＤはまったく異なる疾患で、併存することはないと定義されていた。それが現在の診断基準では併存も可能であるとされているし、実地臨床においてもオーバーラップする部分が多い。

また発達障害には、他の精神疾患が併存する例が多い。診断基準を重視する立場の医師は、表面的な症状から診断を定め、それで満足してしまう傾向が大きい。

しばらく前に、ある高名な医師から20代の女性患者を紹介されたことがあった。その診断は、「回避性パーソナリティ障害、気分変調症」となっていた。患者本人は優秀な人で、地方の国立大学理学部に在学していたが、定期的にうつ状態を繰り返し、何度か休学をしていた。

調子のよくない時期には自宅に引きこもり、目の前に重要な問題があっても先送りにする傾向が強かった。

このような経過から、前医は上記の診断を下したようである。しかし、詳細に病歴を聞いていくと、小児期から忘れ物やうっかりミスが多かったが、能力の高さでそれをカバーしていたことがわかってきた。

大学入学まではそういうやり方で何とかなっていたが、専門課程の勉強にはなかなかついていけなくなった。集中力が不十分で気が散りやすく、先のばしの傾向もみられ、生活も不規則となり、必要な勉強がなかなか進まなかった。

教養過程までは、最後にまとめて一気にがんばることで何とか試験や課題を乗り越えてきたが、それもうまくいかなくなり、精神的にも不安定で落ち込むこととなった。このような彼女の基本的な診断はＡＤＨＤと考えられ、うつ状態はそれに付随するものだった。

しかし前医は、数年間彼女を担当しているにもかかわらず、「うつ状態」という表面的な症状のみを治療の対象とし、背後にあるＡＤＨＤについては気がつかなかったようである（回避性パーソナリティ障害も併記したのは、単なるうつ状態とは異なっていると考えたからかもしれない）。あるいはこの医師は、診断基準によれば前記の診断に該当すると考え、そこで思考を停止してしまったとも考えられた。実際、ベテランの医師においても、このように対応する人は多いのである。

「ドクターショッピング」もやむを得ない

このような発達障害をめぐる現実がある中で、この本を手にする読者にどう受け止めてもらうべきなのか。診療を希望している、あるいは現在の診療に満足していない当事者や家族は、これから先どうすればいいのだろうか。

当事者にとってまず何よりも重要であるのは、発達障害について基本的な知識を身につけるとともに、自らの特性について十分に理解することである。今の時代、インターネットの発達によって、以前では考えられないほど大量の発達障害に関する情報がネット上にあふれている。むしろ、情報の取捨選択に迷ってしまうほどである。

ネットの中には、偏見に満ちた「悪い」情報も散見するが、多くの良心的なサイトでは、適切な一般的な知識を得ることが可能である。また従来の方法になるが、書籍や雑誌からもかなりの知識を得ることができる。

ただし現時点で、成人期の発達障害について、専門的に診療を行っている医療機関は、東京都内においても必ずしも多いとは言えないし、内実は玉石混淆である。さらに地方においては、選択枝がかなり少ない地域もみられる。

専門の治療施設としては、大学病院、自治体の病院、精神科の単科病院から、町のクリニックまで、規模も診療内容も多様である。もっとも、大きな病院だから信用できるかというと必ずしもそういうわけではなく、小規模のクリニックにおいても志を持って適切な診療を行っている施設は少なくない。

また、なかなか見極めが難しい点は、「発達障害の専門家」と称している医師が、必ずしも適切な診断を下せるとは限らない点であろう。本書で述べたように、ＡＳＤに診断のバイアスがかかっていることは現在でもよくみかける。

通常いわゆる「ドクターショッピング（医療機関を次々と変えること）」は必ずしもすすめられな

いが、この分野においては、信頼できる治療施設にたどりつくため、ある程度病院を転々としてもやむを得ないと思われる。残念ながら医師によっては、当事者よりも知識が劣っていることもある。時間はかかっても、必ず適切な診断と対応ができる医師に巡り合えるだろう。

しばらく前に当院を受診した患者さんについてである。発達障害ではないかと言って当科に来るまで、彼は3カ所の精神科クリニックを受診していた。その3カ所とも診断の結果は異なっていたが、どの診断も誤診だった。

1カ所目のクリニックでは、「よくわからない」と診断を放棄された。2カ所目では軽度のアスペルガー症候群であると言われ、3カ所目では、一般社会の中で就労を継続しているので問題がないと告げられた。

そのどれもが誤りだった。彼は軽症ではあったが、小児期から不注意症状が持続していた。ただ、それを能力の高さでカバーすることができていた。社会に出てからは、仕事の実務は問題なくこなせたが、「言い過ぎ」「主張し過ぎ」の傾向があり、周囲から煙たがられて、変わった人と思われていた。また、妻とも些細なことで口論が絶えなかった。

このため本人は、自分には対人関係の障害があると信じ込み、アスペルガー症候群ではないかと精神科を受診するに至った。しかし、彼の基本的な問題はASDによる対人関係の問題ではなかった。この本の症例として紹介した他のケースと同様に、ADHDに基づく衝動性のコントロールの問題であった。彼に対してはADHDの治療薬を投与し、これが奏功して、安定した状態が数年継続している。

発達障害に関する知見は、日々新しいものが付け加えられている。疾患に対する考え方も、この10年あまりで大きく変化した。当事者の方も家族の方も、新しい正しい知見を理解することが求められるが、同時に、信頼できる医療者の適切なアドバイスを受けることにより、充実した人生を送ることができることを期待して、この本の最後の一文としたい。

本書を執筆するにあたり、新潮選書編集部、今泉正俊氏にお世話になりました。ここにお礼を申し上げます。

新潮選書

発《はっ》達《たつ》障《しょう》害《がい》はなぜ誤《ご》診《しん》されるのか

著　者………………岩波《いわなみ》明《あきら》

発　行………………2021年2月25日

発行者………………佐藤隆信
発行所………………株式会社新潮社
〒162-8711 東京都新宿区矢来町71
電話　編集部 03-3266-5411
読者係 03-3266-5111
https://www.shinchosha.co.jp
印刷所………………株式会社三秀舎
製本所………………株式会社大進堂

乱丁・落丁本は、ご面倒ですが小社読者係宛お送り下さい。送料小社負担にてお取替えいたしま
価格はカバーに表示してあります。

ISBN978-4-10-603863-1 C0347